心理老师开讲啦

上海浦东新区心理名师（张海燕）工作室 著

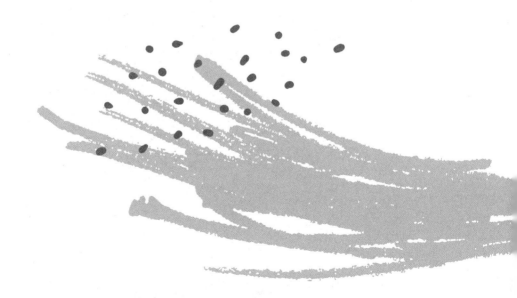

学林出版社

经过努力，《心理老师开讲啦》终于杀青了。

作为上海浦东新区心理名师（张海燕）工作室全体心理教师学习、研究、教育、咨询的成果，这本书在不断积淀的路途中，承载了太多太多。

学习型团队共度的三年历程令人难忘。我们的团队组建于2019年，成员选拔自浦东新区各个学段的普教心理教师队伍。历数在一起的时光，我们研习心理咨询的技术，从理论学习到实操技能训练再到个案督导，期待能在回应学生与家长的心理困扰时有更强的胜任力；我们结合学校心理健康教育与咨询的重要关切点，也即学生中的热点、重点和难点问题，开展应用研究，出版了我们数十万字的研究论文集，期待在未来的成长中，敏锐地聚焦并深化有研究价值的专业思考；我们走出校园，在社会协同、基层服务、义务支教的过程中，不仅提升我们的专业知识与技能，而且在态度层面磨砺自己，在更广阔的天地和更大的思维格局里认识学校心理健康教育的意义价值，从而激发自己全情投入。

工作室成立不久，就遭遇了新冠肺炎疫情。其间，我们经历了线上线下、校内居家等反反复复的变动过程，学习方式、工作方式乃至生活方式都经历了前所未有的改变。这一切，更加深刻地影响着正在成熟的进程中但是还尚未成熟且相对脆弱的青少年。它唤起了我们更为强烈的使命感与责任感。我们深深关切自身的成长，如何在剧烈的变动之中提升我们作为心理健康教育工作者的核心竞争力，如何让我们因更有价值而被需要，如何发展具有可迁移性的基础思考能力，这些都是摆在我们面前并需要我们努力去作答的问题。

百年未有之大变局中的不确定性促使我们更加深刻地思考其影响和应对措施。全球地缘政治格局的改变与新冠肺炎疫情相叠加，展示出更加明显的不确定性。这给人类的心理健康带来极大挑战，而我们正在创立民族复兴大业的进程中，面对的挑战更为严峻。站在学校心理教师的立场，我们会关注这样的问题：未来发展的不确定性、对社会变化的不适应、理想与现实碰撞之后的困惑、竞争失利带来的失落，可能影响每一个社会成员；而家长与孩子的互动、孩子在学校的互动、孩子进入社会之后的人际互动，不仅有顺序性还有重要的关联性。因此，在新的挑战面前，我们不能只把视线聚焦在孩子身上，还要在社会问题对家庭的影响、家庭问题向社会的转化等系统思考中去回应问题。

为此，我们策划了《心理老师开讲啦》这本书。本书作者是上海浦东新区心理名师（张海燕）工作室的15位老师，他们来自浦东新区普教系统，在各自的学校担任一线的专兼职心理教师。在当今的时代大背景之下，他们根据多年的工作实践经验，结合心理学理论，用讲课的形式深入浅出地介绍了应激、自我意识、人格、情绪管理、人际关系、亲密关系、亲子关系、学习力拓展、成瘾行为、异常心理、危机预防、生命教育等15个专题的内容，既体现科学性，又具有可读性。本书的阅读对象比较宽泛，可以是老师，也可以是学生或者家长，无论是青少年还是成年的心理教师或家长，都可以从书中找到自己感兴趣的点。本书由我策划，由15位撰写者共同完成：专题一由李雪芹撰写，专题二由杜玉婷撰写，专题三由章学云撰写，专题四由张爱菊撰写，专题五由倪晰娇撰写，专题六由王娟撰写，专题七由李卓辰撰写，专题八由张艳秋撰写，专题九由姚俊撰写，专题十由盛秋蓉撰写，专题十一由计云撰写，专题十二由张琪娜撰写，专题十三由曹宏婉撰写，专题十四由张晓冬撰写，专题十五由刘月英撰写。在成书过程中，工作室组织全体成员反复讨论修改。全书由李雪芹、杜玉婷、张琪娜进行统稿，最后由我修改定稿。

促进青少年尤其是未成年人的心理健康发展，究竟应该由谁来承担这份责任呢？作为承担人才教育培养专门任务、为学生全面发展提供资源并直接组织实践的学校，当然有着义不容辞的责任；孩子生活在社会大环境之中，关注社会影响、净化社会环境、开展社会教育也是重要的不可忽视的问题；除此之外，对青少年成长产生重要影响且作为孩子第一文化环境的家庭也是至关重要的，这涉及我们如何为家庭教育提供必要的支持与指导，如何帮助父母随着孩子的成长而一同成长，从而透过这样的成长去扰动原有的家庭系统，激发出积极的资源，在觉察、接纳的基础上自觉调整发展有效的亲子互动。让我们一起，为青少年的心理健康，为我们民族的未来努力奋斗！

张海燕

2022 年 5 月 8 日

CONTENTS 目 录

以不变应万变

——谈谈应激与焦虑

所有一切都在变化，唯有变化不变。

——伊斯雷尔·赞格威尔

引 例

初二男生小亮，上学期期中考试成绩在班里退步了几名。妈妈从知道成绩的那一刻起，一直到和小亮在一起的每一秒都在埋怨他不用心学习，"整天就知道想着游戏！一点都不知道进取！这样下去就废掉了！今后什么事儿也干不成！"为了强调，妈妈几乎是咬牙切齿一个字一个字地说出这些话。

小亮自己没考好，本身有点内疚又很烦，被妈妈说多了，内疚渐渐褪去，火气慢慢飙升。经常在饭桌上听不下去就黑着脸的他"噌"地站起来，"咚"地一声关上房门。妈妈看到他态度还有问题，怒火中烧，猛推开房门就大声地骂："真的是没希望了，自己考得那么烂又不让说，你的人生真是完蛋了！我这些年工作也放弃了，什么都放弃了，都是为了你！你就这么不争气！"

"又来这一套，你说得不烦吗！"小亮终于爆发了，他猛地把妈妈推到门外，狠狠地锁上房门。从那以后，他再也不上学了，每天在家打游戏，只有和队友一起赢得"VICTORY！"的那一刻才能忘掉这些烦恼。

自从小亮不上学后，妈妈经常一宿一宿睡不着觉。她觉得老公说得对，"小孩儿变成今天这样都是我的责任！我真是太失败了！"这些年她没有工作，把全部心思扑到小亮身上，小亮寄托了她全部的梦想和希望。现在小亮越来越大了，她知道自己应该出去找工作了，但是现在社会变化这么大，而且她已经近二十年没有工作过了，已经与社会严重脱轨了，她感觉自己跟不上时代了。每次想到这个她就焦虑得要命，想要出去又害怕出去，现在自己唯一的指望也没了，她非常崩溃！

一、变化猝不及防，焦虑压力常态

现代社会，整个世界都发生着剧变。有人说，IABCD（即 Internet 互联网、Artificial Intelligence 人工智能、Blockchain 区块链、Cloud Computing 云计算、Big Data 大数据）第四次工业革命奇点已经来临，整个商务模式已经更新迭代——5G 互联网是生产环节，大数据是生产材料，云平台云计算是生产工具，人工智能是生产力，区块链是生产关系。得益于人工智能、5G、云计算，以及云游戏、VR、AR、区块链等关键技术，元宇宙应运而生。在元宇宙中，人类将同时生活在现实和虚拟两个世界中，人类生活的环境将成为虚实叠加的"综合环境"，虚拟感官和现实感官密切交织，形成人类的"综合感官"。这一切必将引发人类对自然、经济、社会、伦理和哲学的新思考，也可能会催生和加剧各种新的社会问题，如沉迷上瘾、人际疏离、伦理秩序、隐私保护等。整个世界一直都在变化，只有变化本身是不变的。

持续的、大幅度的、快速的变化必会引发人们很多的情绪问题和不适应的行为。人们被迫走出自己的舒适区，通过学习大量新的、也许对自己很难的知识、技能去适应变化。工作、生活的挑战和适应的困难会让人对未来有更多的不确定性，让他们焦虑、烦躁、疲惫不堪，时刻充满压力和危机感。

如同物理学里的惯性，人很容易陷入自己僵化的模式。当陷入僵化模式时，人一般会有哪些反应呢？

有的人会本能地选择战斗，他们经常通过种种行动想快速地帮自己从困境中挣脱出来以解决问题。他们努力奋斗，给自己设定目标榜样，辛苦劳作，希望在竞争中获胜，成为竞争的优胜者。有的人很幸运，他们确实通过战斗取得了阶段性的胜利，然后他们会很快给自己制订新的目标和任务；有的人则没有那么幸运，他们发现自己的行动没怎么奏效，尽管很努力却发现自己南辕北辙，甚至还有人因为冲动的行为给自己带来了损失，反酿了苦果。

流沙实验就是很好的证明：

相信大部分人都看过有关流沙的电影片段，那是眼睁睁看着人或骆驼很快在流沙中下沉直到只能看到几根发梢的过程，是一种毛骨悚然的体验！流沙的表面看起来和陆地没有差异，它是大自然设计出来的十分巧妙的机关。人陷入流沙后一般都会很害怕，拼命想挣脱。但是流沙表面一旦受到运动干扰，就会迅速"液化"，表层的沙子会变得松软，浅层的沙子也会迅速往下跑，胡乱挣扎只会让人越陷越深！

而痛苦，有时也如心理上的流沙，急于挣脱只会让你越陷越深。

有的人会倾向于经验性地回避，他们经常把痛苦放在一边，转做其他或宁愿在拖延的纠结撕扯中混沌度日。他们逃避困境，沉浸在轻松的事中，也许短时间内会暂时减缓痛苦的感觉，但是痛苦并没有消失，而是被他们推向心底的某个阴暗角落发酵，原有状况会随着被搁置而日益变质、腐烂。他们经常在四处躲藏中迷失了前进的方向，自己人生中那些最初的对生活的意义和价值的追求离他们越来越远。况且，并不是所有的痛苦都能被轻易深埋。有的痛苦就很顽固，你越掩藏，它越在那些无人的深夜放肆地张狂，剥夺你的睡眠，撕碎你的向往。

不信？让我们做个简单的小练习吧！

请你大声念出来"千万不要想'黄色的大老虎'"，然后在接下来一分钟的时间里都努力控制自己不要去想老虎。请记下你在想什么，你的内心有什么经历。

现在请开始实验……

怎么样？是不是你越控制自己不要想，那个黄色的大老虎越会跃跃欲试从内心深处跳出来？或者你真的做到了，但也同时体验到了自己努力对抗不去想大老虎所花费的气力和不舒服的感觉。

心理学上的禁果效应也是同样的道理，某些东西，你越禁止，它的吸引力会变得越大。如生活中的"限购、限量商品"，它的功能和价值就会被陡然放大，人们更容易对它们趋之若鹜。

越是不想去想，就越有可能发生。越是克制，越是无用。

有的人面对挑战既无法战胜又无法逃避，就会陷入自己定义的困境。他们经常待在原地不能动弹，任由周围人的评价和观点去左右自己的判断和走向。当旁人有了积极的评价时，他们会感觉到安慰，但是一旦别人露出任何负面反应，他们就会无限放大或作灾难化延伸。他们甚至无法区分哪些是真实发生的，哪些又只是他们对灾难化后果的想象。

这种状况随处可见：

一个企业项目经理把一个 VIP 客户的项目搞砸了，领导狠狠地批评了他。从此以后，他看到领导扭头和秘书说句话都觉得是在安排新的面试，手机铃声一响就觉得自己要被辞退了……每天在各种担心和害怕中度过。

一个学生考砸了，老师对他的招呼没有理睬，他就一遍遍揣测老师可能不喜欢他了，老师对他不满意了，老师甚至已经打算放弃他了……结果越想越沮丧，学习都无法投入精力。

老公忘记了老婆的生日，老婆就整天想着，完了，结婚前他不是这样的！他不再重视我了，应该是不爱我了，一定是有外遇了……于是天天寻找证据，严密监控丈夫的手机和一举一动，结果把丈夫越推越远。

对某件事的痛苦记忆和过度的泛化，会导致他们的回避或控制，而愈回避，痛苦的伤口就愈加血肉淋漓。

无处容身的人们无法活在现在，他们常常怀念过去或幻想未来。

四年级女生小丽每次看到班长在讲台上安排事情都特别失落，上学期站在这个位置上的还是她！因为上学期的期末考试没有考好，老师觉得她在管理班级上花费了太多精力，无法兼顾学习，就把她的班长头衔拿掉了。可是从那以后，她脑子里经常闪现以前当班长时自己每个神气的时刻，同学们喊她班长时她是多么满足和得意啊！可是每每，她的幻想都被同学们叫现任班长的声音所惊醒，她真是太痛苦、太失落了……

曾华每天以酒消愁，悔不当初。他在贪婪的驱使下投资失败，导致巨额亏损，自己辛苦经营多年的小公司因资金链断掉无法正常运营，最后宣布破产。为支付遣散员工的费用，他把自己的房子也变卖了。往日年会上的风采、开会时的斗志昂扬、做计划时的憧憬历历在目，但每一个过去的精彩瞬间都让瘫坐在出租屋地上、一身酒气的他显得更灰头土脸，他觉得自己犹如一条丧家犬。

对过去的怀念和悔恨让他们陷入了迷失的抑郁状态。

还有两天就要期中考试了，六年级的小芃三天来都处于失眠的状态。他害怕考试发挥不好，害怕考不好父母不高兴丢了面子，害怕老师对自己失望。夜里睡不好让他更加着急，他更担心自己因睡不好觉精力不济而影响考试状态……结果期中考试他真的发挥失常了，真叫一个负性的心想事成。

31岁的社会在职人员小辉，特别想入编公务员，一直在准备考试。现在女儿一岁多了需要人陪，而自己年龄上去，学习能力、记忆力大不如从前，工作还需要按部就班地完成，各种纷繁复杂的任务不胜其扰。这已经是第三次了，他终于通过了笔试，下周就要面试了！他特别高兴又特别紧张：万一面试表现失常，又要一切推翻重来。面试老师问的问题我没准备怎么办？我太紧张口吃了怎么办？……这些糟糕的又挥之不去的念头让他无法集中精力准备马上到来的面试。

对即将到来的重要事件，他们陷入了焦虑状态。

二、告别僵化，接纳真实

无论是怀念过去而陷入抑郁，还是担心未来而陷入焦虑，都是脱离了当下，唯有关注当下才是脱离抑郁、焦虑的最佳法宝。而要想做到关注当下，首先要对目前的各种状况涵容、接纳。

那又如何做到接纳呢？对于那些你无法控制的、让你不愉快的存在，不要试图去否认或回避它，而是尝试允许。请试着做以下的接纳练习吧！①

观察。注意你的身心状态，事情发生的时候自己有什么样的感受？它在哪里？哪里感觉比较明显？那种感受是怎样的？

呼吸。请留意这些感受，关注自己的呼吸。你可以双手轻扶腹部，感受双手在吸气时肚子往外扩张、呼气时肚子往里收缩的感受。如果刚开始有困难，你可以让自己躺下来，可能这会让你感觉容易一些。

命名和扩展。尝试给这些感受命名，比如"疼痛""疲劳"，给这些感受以空间，让它们周围打开一点。

允许。你可能不一定喜欢这些感受，但是尝试容许它们存在。只是看着它们，让它们在那里就好。

正常化。人生不如意十之八九。遭遇这样的境遇，有这些不那么舒服的感受太正常了。你和大部分人一样，要在这些磨砺中得到成长。

自我慈悲。多善待和关爱自己，让自己放下执念，原谅自己的不完美，用各种方法去照顾自己。

接下来，请尝试这种很好的自我照顾方法——用音乐做自我照顾。请你按照以下步骤好好地照顾一下自己吧！

开始之前，你需要为自己准备几首风格不同的音乐，然后就可以开始了：

首先，请你放下手头所有的事情，找一个相对安静的空间，让

---

① 罗斯·哈里斯. ACT，就这么简单！接纳承诺疗法简明实操手册［M］.祝卓宏，张婍，曹慧，等译.北京：机械工业出版社，2021：182.

自己坐下来。

让自己的身体完全依附在椅子上，脚与地面踏实地接触着，按自己的节奏做几次深呼吸。感受一下当下自己是什么心情，尝试用语言去描述自己的情绪：放松开心的？焦虑急躁的？无聊烦闷的？或是别的任何感受。从头到脚慢慢地用意念扫描自己的身体，你的身体有什么感受呢，也尝试用语言，或颜色线条甚至画面描述自己的身体感受。

无论你有什么样的情绪和身体上的感受，都要允许自己有这些感受，不需转移，也不要回避。要学会与自己这些真实的情绪和身体感受在一起，花点时间感受自己当下的需要。此刻，你的身心最需要什么样的照顾呢？

也许经过一天辛苦的工作，你感到精疲力竭，希望在音乐中得到休息；也许你孤独一人感到孤单无助，希望通过音乐理解和陪伴自己；也许你千头万绪感到过度焦虑，希望音乐帮自己清空压力；也许你压抑了太多的负面情绪，希望借助音乐宣泄情绪；也许你说不清自己的需要，但没关系，你只需要和自己真实的身心感受在一起就好。

此刻你已经意识到自己的身心需要，你可以问问自己，有什么音乐可以满足自己此刻的需要呢？如果有音乐立即从头脑中跳出来，那无需犹豫，就是它了！如果没有，没关系，打开你收藏的音乐，尝试从中找一找有没有哪首是你此刻很想听的。请你保持开放，带着此刻的感受，聆听音乐片段，看看哪段音乐相对最符合你的需要并且能够照顾到你。每首音乐听十几秒就好，凭直觉选出一首自己想要的音乐。

选好音乐后，将音乐设置成单曲循环播放模式。带着自己的情绪和身体状态进入音乐，让自己充分地向音乐打开，全身心地在音乐中自由畅游，让音乐带你去任何你想去的地方。

你可能会在音乐中看到一些画面，身体上有一些感觉，体验到一些情绪，请跟随这些脑海中的画面、身体感觉和自己的情绪，专注地享受音乐带给自己的影响。

当你觉得可以的时候，把音乐停下来。

你刚结束了一场音乐旅程，如果愿意，可以尝试把刚才的重要体验写一写、画一画，或许你会有新的体验和对生活的领悟。

我在音乐旅程中的重要体验和领悟：

当然，在觉察出自己的身心需要后，你也可以直接跳过后面的步骤，用其他方式释放自己的情绪，如弹奏乐器、唱歌、跳舞等。只要你喜欢的，随你！

但是，做到接纳往往并非易事。阻碍我们的经常是过程中随时会跳出来扰乱我们的各种纷繁复杂的想法。要想做到接纳，我们需要摆脱我们的思维对我们的控制，改变与痛苦想法的关系，觉察和识别我们的想法和情绪，索性"看看"我们的想法。

为了做到这一点，可以试试这个特别棒的练习。这个练习的名字叫"我有一个想法"：

请你倾听、识别和书写自己的想法，用第三人称描述在纸头上。用这种方法把自己和自己的想法拉开距离。

从一个观察者的角度，用"第三只眼"去看看自己的想法。

以一种冷静的态度拉开距离观察自己的想法并不容易，因为在事情发生时，情绪总是那个先跳脚的捣蛋鬼。当你陪孩子弹琴时，说了很多遍手指触键的姿态，孩子却总是指肚着地；当你给孩子辅导作业时，讲解了很多遍，孩子却还犯同样的错误……你抑制不住愤怒！在这些时刻你想拉开距离去观察自己的想法谈何容易呀！

观察自己想法的做法虽然很困难，但它至少让你觉察了自己的想法，这是很重要的。长此以往，它会提高你的觉知能力，让你越来越快地意识到自己的身心状态，冷静地看到自己愤怒背后的意义。它虽然不能帮你立即消除或控制痛苦，但是却可以帮助你以更自由、更灵活的方式回归当下。

与痛苦挣扎共存，允许事物以本来的样子存在。我们放下了不必要的主观控制，减少了评判，尝试拥抱自己的念头和感受，接纳那些自己无法控制的，从而也就减少了无效的行动，而全然地活在当下，活在此时此刻。

为了验证你是否有能力活在当下，我们做一个"专心致志地进食"的小练习吧！

想象你的面前放了一大桌子好吃的。不要着急吃，先欣赏一下食物的色泽、摆盘，看看它们是以怎样的形态存在于餐盘或任何容器里的。然后从最吸引你的那一个菜品开始，缓慢地夹起一块，慢慢地放进嘴里。注意它刚入口的感受，一下一下缓慢地咀嚼，让它的味道慢慢地进入你的味蕾。一定要注意每个动作都要花够时间，留意自己在进食过程中的所有感受。

你在进食时有没有出现什么想法或感受？有的话去看看这些感受和想法，远观就好。去看、觉察，完全不需要对此作任何的分析或判断，只要注意到就好。

"专心致志地进食"是和当下发生接触非常好的方法，它可以泛化延伸到生活当中任何一件事，不妨把它慢慢演化为你活在当下的生活方式。

三、活在当下，在接受中改变

当我们大部分时候都可以做到全然地活在当下时，那在生活的每一个最好的当下，我们又该做些什么呢？

要回答这个问题，我们首先要搞清楚对自己来讲到底什么是最重要的，什么才是我们内心深处最强烈的渴望，也就是我们首先要澄清和明确自己的价值。让我们通过有趣的灵魂拷问游戏进行探索吧。

现在，让我们进入有趣的灵魂拷问游戏第一关！

我们暂且给这个游戏起名"魔法棒游戏"。

让自己躺下或坐下来，轻轻地闭上眼睛。任意调整坐姿让自己舒服，如果有喜欢的背景音乐也可以放起来。有意识地做几次深呼吸，又慢又深的呼吸，尝试让自己慢下来，安静下来。当你全身心关注当下的时候，想象有一个小魔仙拿着一根魔法棒来到你的眼前，轻轻对着你来回挥了两下，顿时，你所有的烦扰都将不在，你所有的阻碍立即消失，你所有的忧虑荡然无存。你不再需要为任何人牺牲，整个世界都很友好，你不需要担心任何人异样的眼光。此刻，你想做什么？你会停止做什么？你会多做或少做什么？

你的"做"和"不做"的事其实共同揭示了"你想成为一个什么样的人"。你可能想要停止很多事情，也可能想开始做很多事情。停止的事情是你的舍弃，为你想做的事情腾出空间，而开始的事情更直接展露了你内心的渴望。

你想要开始做的事情可能很多，接下来的这个游戏就在你想做的诸多事情里，帮你探索哪个是你的最爱？

让我们一起进入心灵拷问游戏的第二关吧！

现在请你写下五件你在第一关情形下想要开始做的"最想做的事情"①。

我最想做的五件事
1.
2.
3.
4.
5.

① 毕淑敏.心灵游戏［M］.北京：北京十月文艺出版社，2010：17.

这些事情最好是在不同的领域或是和不同的对象完成的，以保证彼此之间有一些区分度。

现在好好看着你写的这五件事，因为时间、精力有限，你必须去掉其中一件对你来说没那么重要的事，你会去掉哪件？请你把它划掉。

以此类推，请你慢慢地、一件一件地去掉其中的四件事。

切记，选择时一定要深思熟虑，充分地去体验自己在抉择过程中内心的纠结、权衡时复杂的内心感受，不要放掉任何身心感受的细节。它会帮助你更加清晰地看到你内心真正重要的到底是什么。

好的，经过选择后，现在只剩下一件事了！你最后留下来的一件事是什么？你可能还在唏嘘刚才的那些舍弃，但是最起码你留下来的这个是你更不想舍弃的。没关系，你刚才划掉的那些事还存在于你的生命中，刚才那个过程只是帮助你看清自己的价值。

现在，你知道了自己所渴望的最大价值，那么，请准备进入第三关——开始内心深处在价值方向指引下的有觉察的行动！你需要为自己制订一个基于自己价值的目标。

一定要注意，你为自己所制订的目标要符合 SMART 原则 ① 哦。

一是目标要具体（Specific）。你为自己制订的目标要能用语言具体、清晰地表述出来。比如"我要多孝顺父母"，这个描述就比较笼统，不够具体。而你如果把目标修订为"我每天要给父母打个电话问候一下，每星期要陪父母吃顿饭"，这样就看起来好多了。

二是目标可衡量（Measurable）。你为自己制订的目标应该是可以量化衡量的，可以用一些数据来表述。有的人说"我要好好挣钱，过更好的生活"，愿望是好的，但是却不明确。如果你把目标描述为"我今年的年收入要达到 20 万，并为自己安排 1 次出国游"，这样是不是一下就清晰了？

---

① 彼得·德鲁克.管理的实践［M］.齐若兰，译.北京：机械工业出版社，2018：132—133.

三是目标可实现（Attainable）。你为自己制订的目标应该难度适宜。太低的难度没有挑战性，无法激发人的斗志，而太高的目标，即便努力也看不到实现的希望，又让人感到绝望。所以你需要为自己制订符合"最近发展区"的目标，也就是我们常说的"跳一跳就能够得到的桃子"。

四是目标要相关（Relevant）。你为自己制订的目标要和自己的价值取向、人生理想及职业角色相符合。反推回去，你上面的两步也都应该符合这个要求。这样能保证，你在真正有意义的领域里在改善、丰富或得到提升。

五是目标要有时限性（Time-bound）。你为自己制订的目标要有实现截止期限。遥遥无期的目标会慢慢弥散在生活的琐碎中让你失去方向。给自己设定一个非常明确的目标达成时间，可以具体到某一天，甚至精确到某一天的某个具体时间点。这样，那个目标的Deadline就会犹如一个耀眼的Flag吸引你去冲刺、去摘取。

即使制订了一个好目标，目标和有承诺的行动之间还是会遇到很多障碍，这是再正常不过的事情了。

你通常一开始立Flag时是充满激情和憧憬的，而随着时间流逝，特别是遇到困难的时候，各种消极的想法可能就会冒出来："做这个太难了！""万一我坚持付出那么多，但是却得不到我想要的结果怎么办？"你甚至会怀疑自己努力的价值……这些念头会扰乱你的心神，把你从当下的努力中拽离，脱离你的目标航向。

有的时候我们也会发现，我们为自己制订的目标还是不太现实。可能当时忽略了某些状况，没有考虑到一些特殊情况，这一切都使我们的目标变得遥不可及。

在追求目标的过程中，你需要付出努力，有时候需要意志力克制自己的欲望，而一切"反欲"的行动必然让自己产生不适感、焦虑、饥渴……比如你健身的首要目标是减重10斤，你需要控制自己的饮食，严控碳水的摄入、重口味的调料，但烧烤、火锅强烈地挑逗着你的味蕾，让你欲罢不能，十分痛苦。

遇到种种行动的困难、阻碍，我们该怎么办呢？

就像前面我们提到的，当你杂念缠心的时候，你可以不时地把你的"第三只眼"唤回来，从一个旁观者的角度再去看看你的想法，有必要的时候可以直接把你内心的想法读出来，当然你也可以写下来。拉开自己和想法的距离，这样会让你觉得你是你，你并不是这些想法。

当你发现制订的目标并不合适时，你可以再次坐下来，也可以邀请志同道合的同伴、长者、智者等一起分析你的实际情况和处境，以及你所拥有的资源和面对的挑战。你可以分类把它们都罗列出来，然后再根据你的实际情况重新调整一下你的目标，这里一样也要注意符合 SMART 原则哦！

而在具体行动时你所经历的不适感，就像前面我们所言，你要对它们腾出空间，充分地觉察到这些感受，允许它们存在。你有这些感受是非常可以理解的，是非常正常的。你只需要允许它们存在，你不需要喜欢它们。

最后，我想跟你分享心理学家维克多·弗兰克尔（Victor Frankl）亲身经历的人生故事。

"二战"时期，作为犹太人，弗兰克尔和家人都被关进了"死亡之地"奥斯维辛集中营。他们一行 1500 名囚徒被赶进一个小棚屋里，并被勒令交出身上所有的财产，私藏一件就会招来一顿毒打。弗兰克尔最后的财产只剩下一副眼镜、一条皮带，他还竭力保存了自己的一卷手稿。更残忍的是，相对健康的囚徒被赶到一间屋子，那些老弱病残的囚徒直接被送到焚烧炉烧掉！

靠身体活下来的囚徒被要求计时脱掉衣物，剃光毛发，然后被赶进浴室洗澡。不能刷牙、洗漱，挤着睡觉，卫生条件极其恶劣。4 天只有 150 克左右的面包，食物极度匮乏！新来的囚徒被要求清理粪便，溅到脸上也不能去擦或露出厌恶的表情，否则也会招来毒打。在这里，人的尊严每时每刻都在被践踏。

每一个在集中营的人，都渐渐变得麻木、冷酷。不再害怕看到其他囚徒被毒打，不再害怕死尸被拖出去，不再想着精神的追求，而是回到了对食物的极度渴望和向往的最原始状态，时刻都会不由自主地幻想着食物、温暖的衣服，或者幻想一天琐碎的生活：盘算着中午的那点吃的自己该怎么使用，如何和囚头搞好关系等。但弗兰克尔很快就意识到这样的想法对自己没有任何帮助，自己反而牢牢地被现实捆绑得窒息。当他意识到这一点之后，马上改变了自己的所思所想："突然，我看到自己站在明亮、温暖而欢快的讲台上，面前坐着专注的听众。我在给他们讲授集中营心理学！那一刻，我从科学的角度客观地观察和描述着折磨我的一切。通过这个方法，我成功地超脱出当时的境遇和苦难，好像所有这些都成了过去。我和我的痛苦都成为自己心理学研究的有趣对象。"[①]

最终，弗兰克尔实现了自己的愿望。接纳和承诺行动本就是一个不可分割的有机体。弗兰克尔用实际行动在艰苦环境下，依靠自己接纳逆境，创造并赋予了生活意义，积极地用旁观者的心态去观察和描述一切想法，把痛苦作为跳板，从而从困境中成功超脱，不仅在近乎绝境中存活了下来，还拥有了精彩的人生！

■ 拓展阅读

1. 高天. 音乐治疗导论［M］. 北京：世界图书出版公司，2008.

2. 高天. 接受式音乐治疗［M］. 北京：中国轻工业出版社，2011.

3. 史蒂文·C. 海斯，斯宾斯·史密斯. 跳出头脑，融入生活：心理健康新概念 ACT［M］. 曾早垒，译. 重庆：重庆大学出版社，2021.

4. 维克多·E. 弗兰克尔. 活出生命的意义［M］. 吕娜，译. 北京：华夏出版社，2018.

5. 罗斯·哈里斯. ACT，就这么简单！接纳承诺疗法简明实操手册［M］. 祝

---

① 维克多·E. 弗兰克尔. 活出生命的意义［M］. 吕娜，译. 北京：华夏出版社，2018：88—89.

卓宏，张婍，曹慧，等译．北京：机械工业出版社，2021.

6. 理查德·贝内特，约瑟夫·E.奥利弗．接纳承诺疗法（ACT）：100 个关键点与技巧［M］.祝卓宏，王玉清，译．北京：化学工业出版社，2021.

（上海尚德实验学校　李雪芹）

专题二

你是谁？

——谈谈自我意识

> 我为什么要寻他呢？我不就是他吗？他的本
> 质透过我而显现。我寻找的，只是我自己！
>
> ——莫拉维·贾拉鲁丁·鲁米

引 例

初夏，合欢树被粉色的花絮渲染得异常灿烂，仿佛在用它最热情的方式表达毕业季的送别。一个女孩和同学、老师互道珍重，依依惜别。女孩青春洋溢的脸庞，让人深刻感受到什么叫意气风发，谁都不会想到三年前的她曾经自卑落寞。她第一次到心理咨询室的模样和眼下判若两人：利落中显得颓废的短发、低垂的眼帘、有点佝偻的身形。她说：我讨厌自己。

她描述的自己是懒惰的、自私的、懦弱的、敏感的、愚笨的、不好看的……一堆形容词中竟找不到任何优点。明明清秀白净、五官秀丽，她却觉得没有一处是好看的；明明勤奋努力，每天还坚持跑步，她却依然觉得自己懒散。自卑甚至自我否定笼罩着这个孩子，让她不停地自我批评。

谁都不知道，小小的她原来扮演着多重角色：她是妈妈乖巧懂事的大女儿，同时也是妈妈的"妈妈"，听妈妈抱怨，替妈妈出主意；她是爸爸的骄傲，但是爸爸长期在外工作不回家，她得不到陪伴和实质的依靠；她是妹妹崇拜的姐姐，必须一直作为榜样给妹妹看……剪去一头长发，是想要变得像男孩子那样有力量，可是她唯独忘了自己想要成为什么样的人。

心理咨询师问她：那你自己呢？你需要什么？她顿时泪流满面。

经过那个迷茫、混乱的阶段之后，她重新留起了长发，也重新找回了自己。这个曾经负重的孩子，再次启程时，身上带了光。

如果让你完成一个句子的练习，在纸上写"我是……"，写得越多越好，你会写什么呢？

如果同样一个练习，交给你的好朋友，让他写"你是……"，会有什么样的收获呢？

两张纸放在一起，你现在看到的这些词能否包含关于你的一切呢？真实的你是怎样的一个你呢？

自我意识是一个人对自己存在的觉知，对自己"一切"的觉察。这里说的"一切"指的是什么呢？一个完整的人，既有生理部分（躯体、性别、容貌、形体、年龄、健康状况等），又有心理部分（性格、能力、兴趣爱好、气质类型等），以及自己与他人的关系。关于自我的问题，包含了对于"我是谁？""我在哪里？""我要到哪里去？"等问题的终极思考。从孩提时代开始，我们就开始了对"自我"的探索和追逐，这种追寻会持续一辈子。

本专题将从心理学家眼中的"我"说起，谈谈"你是谁"这个话题。

一、心理学家眼中的"我"

心理学中界定"自我"有两个单词，即 Self 和 Ego。自威廉·詹姆斯（William James）提出自我概念后，很多心理流派都对此感兴趣，那么，不同的心理学家对自我有怎样不同的理解呢？

（一）弗洛伊德——本我、自我和超我

你听说过西格蒙德·弗洛伊德（Sigmund Freud）吗？如果你听说过，那么你可能会联想到"梦""潜意识""性"，这些是这位大名鼎鼎的心理学家身上最具代表意义的标签。弗洛伊德在心理学界是"顶流"一般的存在。作为精神分析学派的创始人，他的精神分析理论和精神分析学派对心理学、哲学、教育学、人类学、伦理学等领域都产生了重大影响。

弗洛伊德是怎么看待"我"的呢？他认为，一个人有三个"我"，分别是本我、自我、超我（见图 2-1）：

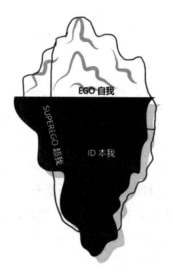

图 2-1　弗洛伊德人格结构图

本我（Id）：人的原始驱动力。本我按照"快乐原则"来运作，即追求快乐和回避痛苦。它仿佛是个被宠坏的孩子，想要什么就必须要得到，每个愿望都要即刻满足。

自我（Ego）：本我和超我的协调者。本我追求愉悦，超我追求完美，而自我则服从现实法则。它根据现实情况来做中间人，既满足本我的需求，也符合超我的要求。它深深地知道，人不可能为所欲为，必须考虑现实世界的情况，总会有两全其美的方法，就这样

一次次解决本我和超我的冲突。当然，它也会有调节失败的时候，一旦失败，个体就会心理失衡，纠结、压抑随之而来。屡次失败而难以自我调适的时候，你可能就需要他人的帮助了。

超我（Superego）：本我的对立面，代表道德规范和法则。它经常会说"好""坏""应该""必须"。严格的超我仿佛一个铁面无私的法官，不过它也可能是灵活变通和通情达理的。

如果这样说你还是不太明白的话，请看这个例子。你有没有闯过红灯呢？想象一下，假设某一天你约了人去看电影，但是马上要迟到了，在经过一个等待时间超长的红绿灯时，你心急如焚。这时候，你的"本我"催促你：赶紧走啊，管它呢，反正这个路口没有交警也没有摄像头。你的"超我"却极力阻止你：这怎么可以，太危险了，这是对自己和他人的不负责，不要忘了"慎独"。"自我"出来说话了：不要吵了，这次我觉得"超我"说得没错，红灯咱不能乱闯，太危险，也没必要，这样吧，给朋友发个消息让他们先进去，反正电影还没开始，安全第一。于是，你不再纠结，就这么决定了，心里也不慌了。

所以，这三个不同的"我"是一套既互相依存，又不断矛盾的系统。弗洛伊德认为，平衡本我、自我、超我是解决心理问题的根源。我们所说的"自我成长"，就是提升"自我"的力量，使其能够有效调节本我与超我之间的矛盾和冲突，以达到本我、自我、超我三者的最佳平衡状态。

（二）罗杰斯——现实自我和理想自我

卡尔·兰塞姆·罗杰斯（Carl Ransom Rogers）眼中的"自我"，则是人对自己独特的知觉、看法、态度和价值观的总和。

作为人本主义学派的代表人物，罗杰斯一生对心理学的贡献巨大。最初，罗杰斯并不重视自我概念，直到他发现他的患者倾向于用自我来交谈，才开始重视。之后，他便没有停止过对"自我"的关注。似乎从来没有一个心理学家能够像罗杰斯那样关注自己的来访者，他总能深深地感受到对方的感受，并无条件地积极关注，让来访者感觉自己并非孤立无援，并且他（她）是有可能、有能力变得更好的。

罗杰斯认为，每个人心中都有两个自我，一个是现实自我，一个是理想自我。如果两种自我有很大重合或非常接近，人的心理就可能和谐、健康；反之，如果两种自我评价间差距过大，就容易出现心理问题。

他还强调自我实现对人的重大动力作用。人什么时候开始想实现自我了呢？他认为，在自我概念刚形成的儿童时期，自我实现的趋向就被激活了。所以啊，你可能比你自己想象的还要"励志"，只是你未必全都能发现。

在心理咨询和治疗的实践中，罗杰斯总结了很多宝贵经验。比如，他认为，变成自己的过程就是从面具背后走出来。戴着面具与人相处，于人于己毫无帮助。当一个人以接纳的心态聆听自己内心的声音时，当他能够成为他自己时，他会感觉自己更有效能。

以上是从理论的角度比较笼统地对自我的描述，那么你现在处于一个什么样的现状呢？

自我是一个非常庞大、复杂、抽象的概念，完全认识它、描述它不是件容易的事。人们对自我概念的研究从来没有停止过，也存在分歧，但这并不影响人们孜孜不倦地对自我进行探索。

二、认识自己

你能从镜子中认出自己吗？当然可以了。这是件再自然不过的事了，对吗？但这可不是人类与生俱来的能力。婴儿在 1 岁前无法认出镜子里的自己，直到 15—18 个月，而这也是人类生命之初自我认识的一个质的飞跃。从还是个婴孩的时候，我们的自我探索就开始了，之后会经过一个个里程碑，从婴儿到儿童、到少年、到青年、到中年、到老年，直至生命的消逝。

健康的自我意识，是以正确认识自己为基础的；健康的自我，是有自信的，有热情的。当我们说认识自己的时候，是想知道关于自己的什么呢？概括下来，可以从以下六个问题看自我认识（见图2-2）。

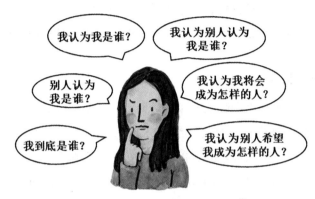

图 2-2　从六个问题看自我认识 [1]

你还记得你的幼儿园是怎么度过的吗？

在一些比较发达、重视教育的国家，幼儿园的孩子就开始了生涯探索。他们会被要求询问父母的职业名称，上班多见的事务是什么；他们参观消防局，学习如何灭火；去警察局体验警察叔叔的日常；在图书馆里了解如何借书、还书；在花圃学习花草的养护……三年之后，才五六岁的孩子们不仅认识了各行各业，并且学会了一些基本的生活技能。哇，可真厉害！

为什么这么早就让孩子接触这些呢？其实不难理解。这么小的孩子，仿佛还是张白纸，还没有被贴上各种标签。孩子们在实践过程中探索各种可能性，充分发挥天性和天赋，他们身上未被发现的潜在特质可以更早地显现。

一个人的经历是认识自我的最佳素材。你热爱什么、以后想要

---

[1] 桑标.学校心理咨询基础理论［M］.上海：华东师范大学出版社，2017：233.

成为什么样的人，这类问题的答案是需要走出去，去看、去行动、去体验才能显现的。

事实上，我国一些城市和经济发达地区也在做类似的探索教育。比如，如果你去参观上海的某个幼儿园，凑巧的话，可能赶上他们的职业体验课，孩子们或穿着警服、白大褂，或拿着道具，通过角色扮演体验各行各业。就这样，孩子们的心里被种下了一颗颗种子，这些种子会随着他们的成长生根发芽。你觉得，这颗种子是什么呢？

（一）"我"会迷茫

然而我们不得不面临的一个问题是，认识自己不可能一帆风顺。

美国有一部电影叫作《早餐俱乐部》，它曾在美国《娱乐周刊》评选的最伟大的青春电影名单中位列第一，公映至今的三十多年，一直被奉为经典。影片的主角是五个被留校的学生，他们各自被贴上了标签：运动员、书呆子、小痞子、公主和怪胎。

一个周六，在学校调皮捣蛋犯了错误的五个人，被学校勒令在图书馆关禁闭，可他们不知道自己错在哪里。老师让他们考虑一下自己到底犯了什么错，并写篇文章描述自己究竟是谁。一开始，他们都对这个"作业"不以为意，并且互相排斥。但是很快，他们逐渐认识彼此，坐下来敞开心扉。面具被揭开，每个人的内在自我得以显露：

"小痞子"的父亲酗酒成性且十分暴力，他长期被家暴，根本感受不到家人的爱。他学习糟糕、满嘴粗话，打架甚至抽大麻，但"坏"的背后是脆弱和自卑，觉得自己一无所有。卸下坏孩子的面具后，他的善良和正直令人动容。

"公主"家境优渥，锦衣玉食，喜欢在别人面前装腔作势以示清高。但谁都不知道，她表面虚荣拜金、不可一世，实际上内心迷茫，不愿意成为自己父母那样的人。

"运动员"恃强凌弱，对同学做出恶劣的事，但这一切只是为了证明自己是强者以取悦父亲。为了满足父亲的虚荣心，他只能不断努力变得更强，但他内心并不知道自己要什么。

"怪胎"总是化着烟熏妆，穿着深色衣服，独来独往，打扮和行为都很怪。导致她如此"怪异"的正是她的父母，因为父母对她长期忽视，她想用"怪"的方式让父母真正看见她。

"书呆子"学习努力，听话懂事，但他也被关禁闭了，因为他带了把手工枪放在学校储物柜里，没想到走火了。没人知道的是，这把枪是他准备在绝望时对付自己的，诱因是手工课不及格。他觉得父母看似很关心他，但事实上他们只关心他的成绩。

家庭暴力、学业压力、父母期望带来的困境、不被人理解的痛苦……如果你自己就是青少年，或许你会有同感；如果你已经度过了青春期，你可曾记得年少时的烦恼？自我认识是在不断发展的，在每个发展阶段都有该阶段重点要解决的难题，这就意味着，成长的烦恼不可避免。

一个人，如果没有健康的自我，就容易将自我寄托于外部的事物或他人。但是不要害怕，在和"迷茫""痛苦"的较量中，我们总能找到合适的方法，并滋生出实现自我的力量。

所以，认识自己，也是一种能力。

（二）认识自己，是一种能力

我们通常把认识自己的能力称为"自我觉察"（Self-awareness）。

美国组织心理学家塔莎·欧里希（Tasha Eurich）在她的《深度洞察力：克服认知偏见，唤醒自我觉察，看清内在的自己，也了解别人如何看待你》一书中深度解读了关于"了解自己"这件事。她把"清晰认识自己的能力，也就是了解自己是谁、别人眼中的我们，以及如何融入我们所处的世界"的能力，称为"洞察力"[1]。这个部分，我们将提炼、分享其中提到的两个"自我觉察"的方法。

---

① 塔莎·欧里希.深度洞察力：克服认知偏见，唤醒自我觉察，看清内在的自己，也了解别人如何看待你 [M].钱基莲，译.台北：时报文化出版，2018：3.

方法一：培养自我觉察的多角度思维能力

我们可以通过学习以下七个方面的洞察来建构、培养自我觉察的能力，欧里希将它们命名为"洞察七柱"[①]（Seven Pillars of Insight）：

对自我价值观的觉察。价值观决定自己想要成为什么样的人，也能提供评估自己行为的标准。

对自我热忱的觉察。热忱是要明白自己真正热爱的事情是什么。

对志向的觉察。志向（或"抱负"）与目标、成就略有不同，志向是持续的，它永远无法完全实现，我们每天醒来都能再次被它激励。与其问自己"我想达成什么？"，不如问自己"我想从生活中获得些什么？"

对自己与环境适合度的觉察。适合自己的环境，能使自己开心与投入工作，做起事来更事半功倍。如果你所处的某个环境让你长期不舒服甚至体验到挫败感，那就说明你可能缺乏这方面的洞察。

对自己行为模式的觉察。意识到自己的行为模式，特别是打败自己的模式，将有助于自我改变。什么叫行为模式呢？比如，如果你某天突然对同事厉声说话，那你可能只是太累了；但如果你总对同事严厉苛刻，那你则可能是具有这样一种行为模式。

对自我反应的觉察。人们在各种情境下，在想法、情感和行为上会产生不同的反应。比如，你在有压力时会无法掌控自己的情绪，变得暴躁，容易用言语攻击他人，这些就是你在高压下的反应。

对自我影响力的觉察。每个人的行为都会有意或无意地对他人造成影响。比如明明下课铃已经响了5分钟了，老师却丝毫没有停下来的意思，无视学生的哀号；上班高峰发生车辆擦碰，司机只顾掐架而不及时报警和挪车，导致后面车辆堵成河。

方法二：从不同角度看事情，进行换位思考

一个针对一百多对夫妻关于婚姻满意度等的调查显示，这些平

[①] 塔莎·欧里希.深度洞察力：克服认知偏见，唤醒自我觉察，看清内在的自己，也了解别人如何看待你［M］.钱基莲，译.台北：时报文化出版，2018：23—39.

均婚龄十一年的夫妻表示"婚姻品质大幅下降"。接着，让他们在 21 分钟内写出婚姻内的矛盾之处，其中他们中的一部分被要求从"能为彼此着想的第三者"角度来描述。结果，后者隔年对婚姻满意度显著提升。你能从中得到怎样的启示呢？无论是夫妻还是其他的人与人之间的关系，从他人角度思考，我们能了解到自己的行为会产生的影响，这能帮助我们控制自己的行为。换句话说，从别人的角度看世界有助于自我觉察。

（三）用"乔哈里窗"发现不同的自己

我有几个问题，需要你快速作答：

你叫什么名字？

你是男生吗？

你身高多少？

你几月份出生？

你是独生子女吗？

你现在戴手表了吗？

你喜欢运动吗？

你是个勇敢的人吗？

你善良吗？

你有什么潜力还没有被发现？

提问结束。以上问题的答案你都能脱口而出吗？

一个人可能对自己某些方面的特点非常清晰明确，比如外貌、衣着、性别、家属、所有物，但依然对自己的性格、能力等方面认识不清。你可能已经发现了，一个人不是单一存在的，而是多样的。

在这一部分，我们将分享一个概念——"乔哈里窗"。这一概念是由两位心理学家——乔瑟夫·勒夫（Joseph Luft）和哈里·英格拉姆（Harry Ingram）提出的，它是一个关于沟通的理论，也被称为自我意识的发现反馈模型，是一个简单而实用的工具。

"乔哈里窗"把人的内心世界比作一个窗子，根据"自己知不知道"和"别人知不知道"两个维度，分成四个区域：公开区、隐藏区、盲区、未知区。因此，一个完整的自我就由四个不同的"我"组成（见图2-3）。

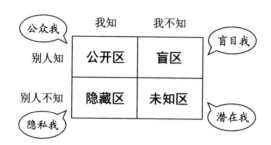

图 2-3　乔哈里窗（Johari Window）

公开区（Open Area）：自己知道，别人也知道的方面。

盲区（Blind Spot）：自己不知道，别人却知道的盲点。

隐藏区（Hidden Area）：自己知道，别人不知道的秘密（即"隐私"）。

未知区（Unknown Area）：自己和别人都不知道的方面，有待发现。

从图2-3来看，"乔哈里窗"的四个区域大小一样，但是想一想，现实中一个人的这四个区域一定是同样大小吗？并非如此。为了更好地表示它们之间的大小关系，我们用圆形来呈现"乔哈里窗"（见图2-4）。

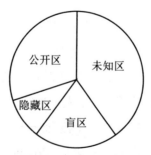

图 2-4　现实生活中个体的"乔哈里窗"（举例）

如果用"乔哈里窗"描述现在的你，四个区域的分布会是怎样的呢？你可以按照图 2-4 范例，凭感觉画一画。

每个人的"乔哈里窗"都不尽相同，四个区域不同的分布会使个体呈现出不同的自我状态。比如，公开区很大的人，可能开朗、外向，乐于与人交往，有很多朋友；隐藏区较大的人，可能偏内向，喜欢独处，擅长反思；盲区大的人对自身有很多困惑，有待更多来自他人的反馈；而未知区较大的人，世界上还有很多事物等着他去发现。当然，对"乔哈里窗"的解读并无一个绝对的参考标准，你可以根据自己的感受、自己所处的环境等来作自我解读，并可尝试请他人参与这份探索。

另外，"乔哈里窗"的四个区域大小是一成不变的吗？当然不是，它是动态发展的，每个区域之间都可以实现转化。比如，通过听取他人的反馈，我们可以减少盲区，更客观地认识自己；隐藏区的缩小意味着适当的自我表露，增加了公开区，给别人了解自己的机会；而"未知区"让人有不确定的感觉，但同时意味着无限可能。

心理学上有个概念叫作"自我实现预言"——一旦认为自己是什么样的人，那么不管这一判断是积极的还是消极的，自我都会朝着这个预言的方向发展，并最终实现这个预言。不知此时此刻，你发现的是一个怎样的自己？你最终想成为什么样的人？借"乔哈里窗"发现自己，看到自身的成长空间，在现实生活中不断创造调整自己、完善自己、突破自己的各种机会，相信你距离理想的自己会越来越近。

三、看见自己

弗洛伊德的著作《性学三论》（*The Essays on the Theory of Sexuality*）中有这样一个故事插曲：

我曾经听到一个三岁的男孩在一个黑暗的屋子里向外喊道："姑姑，和我说话吧！太黑了，我好害怕。"他的姑姑回答道："那样做有什么好处呢？你又不能看见我。"男孩回答："那没有关系，如果有人说话，就会带来光亮。"

男孩害怕的不是黑暗，而是孤身一人。在我看来，这其实是一个关于"看见和被看见"的故事。

（一）看见和被看见

当我们说"我看见自己"时，我们在说什么呢？心理学家威廉·詹姆斯认为，"我看见自己"的意思是，我们能够把自己当作自己关注的对象。我们看自己时非常像看镜子里的自己的影像，但是镜子可能凹凸不平，可能放大了你，也可能有显瘦效果。那怎么办呢？——多照镜子，照不同的镜子，青少年扩大自己的交往圈子就相当于在自己面前树立起更多的镜子。也就是说，学习用不同的眼光看待自己，扩大自我认识。

所以，看见自己是为了更清楚地认识自己。那么，为什么要"被看见"呢？被看见和看见同等重要。

有心理学家认为：爱的本质是被"看见"。看见，就是光；看见，就是爱。每个人都在向这个世界要回应，而且希望是积极的回应。[①]

一个16岁的男孩对心理咨询师说，他不愿和爸爸说话。他提到小学时的一件事，有一天他想和爸爸说说他在学校遇到的烦恼，但是当时他爸爸头也没有抬，一边看着手机一边对他说，这么小的事，不用放在心上。照孩子的说法，爸爸"像打发一个乞丐一样打发了他"，自此以后他再也不愿同爸爸提他的心事。

---

① 武志红.和另一个自己谈谈心［M］.北京：中国友谊出版公司，2021：99.

案例中的爸爸面对孩子的需求，看都没有看他，也没有倾听，看似给了一个建议，其实一点也不走心。爸爸不小心的"无视"伤害了孩子的心灵。

因为没有被看见，所以觉得不被爱。

如果说，"看见自己"是对自己的关注，那么"被看见"则是提醒我们多关注我们身边的人，特别是我们生命中那些重要的人，父母之于子女，丈夫之于妻子，反之亦然，当然还包括朋友之间。

看见与被看见，也即"爱自己"和"有人所爱"。一个人首先要学会自我关怀，愿意坦诚地面对自己，能够清醒地看到并接受自己的缺点和不堪，给予自己善意、理解和关怀，适时地和自己谈谈心。另一方面，看看你的父母、子女、伴侣、朋友，他们是否知道你在关注他们？并能真切感受到你对他们的爱？因为你知道，被人爱着这件事，对你而言同样重要。爱是一种能力，也是人类灵魂深处的联结。

（二）积极的自我对话

你有没有听说过"内耗"这个词？你在生活中有没有经历过以下这些状态？

> 很在意他人的评价，忽视自己的感受；
>
> 喜欢刷手机放松，一旦开始就停不下来，但换来的只是空虚和疲惫；
>
> 习惯性拖延，在一次次自责、后悔中继续；
>
> 不满足现状想要改变，但总是没有任何行动。

如果你有以上这些"症状"，那么你很有可能正在精神内耗（或称为心理内耗）。精神内耗是指人进入一种精神慢性痛苦的状态，从而产生脱力的疲惫感，感觉精神被掏空。

精神内耗伴随着对自己消极的感受，增加我们的疲惫感，降低我们的行动力，导致自我怀疑和自我批评。内耗的出现暗示我们：你可能在"反刍思考"或"攻击自己"。

反刍思考，即带着负面的情感去反复咀嚼已经发生的事，并更多地关注自己无法解决的事情。和正确的自我觉察相反，反刍思考只可能让我们更难看清自己。

自我攻击，即消极的自我对话，常表现在高敏感、低自尊的人身上。经典句式如："这么点小事都做不好，我真没用。""我真是太笨了，什么都学不会。"有没有感觉像是自己被自己 PUA 了？

Stop！赶紧停止以上动作。让我们转换一下，开始学习"积极的自我对话"。

自我对话是自己在内心和自己进行的对话，也叫"内心独白"。自我对话受到你的潜意识的影响，并能够揭示你的想法、信仰、问题和观念。有句话叫"听从你内心的声音"，就是指自我对话。消极的自我对话如上所述，会给你带来痛苦和枷锁，积极的自我对话能激励你，帮助你应对压力，走出精神内耗。

没有对比就没有伤害，让我们来看看这两种对话模式的不同：

消极：我失败了，太尴尬了，真应该找个地方躲起来。

积极：虽然失败了，但是至少我尝试并尽力了，我真勇敢。

消极：我这么胖，太难看了，我讨厌看到我自己的样子。

积极：我身体很健康，也很强壮，真是庆幸，可能瘦一点更好看吧，那就从跑步开始。

消极：她说不喜欢我，是啊，谁会喜欢我呢？

积极：我们只是不合适，那就不要勉强，没关系，与其纠结，不如先取悦自己吧。

消极：我总是这么倒霉，我是不幸的。

　　积极：运气可遇不可求，但努力是可控的，我可以决定自己的命运，加油，别气馁。

　　当你能够耐心看完以上内容的时候，说明你已做好改变的准备。消极的自我对话完全可以被转换或停止，不过，思维模式的转变不是一朝一夕之事，需要我们不断练习。在你练习的时候，有几点友情提示：

　　第一，识别消极自我对话。识别你常用的自我对话，写下来，对于其中消极的自我对话，总结下它经常在什么情况下出现，了解它的杀伤力何在。

　　第二，时刻关注自己的感受。当消极自我对话开始不断攻击你时，感受你的感受，伴随当下的感觉想一想怎样的表达是更有力的反击。

　　第三，多和乐观的人对话。还记得前文提到的"洞察七柱"吗？每个人的行为都会有意或无意地对他人造成影响，每个人的情绪、想法、理念和价值观对身边的人影响尤为明显。不妨借助他人的内在力量来带动你，因为对方很可能给你带来惊喜，"一语点醒梦中人"。

四、接纳独特的自己

　　"我是否悦纳我自己"这一问题，是个体的自我体验。自我体验是自我意识的情感成分，包括自我感受、自尊、自卑等。[①]

　　我们经常能够听到"自我接纳"这个词，那么什么叫自我接纳

---

① 桑标.学校心理咨询基础理论［M］.上海：华东师范大学出版社，2017：237.

呢？——一个人可以接受自己所有的特点，无论那些特点是积极的，还是消极的（Morgado et al.，2014）。我自知并不完美，但能接受"我有缺点"这一事实，并且喜欢自己，觉得自己足够好。换句话说，我和我自己的关系很好。

（一）对"自我接纳"的误解

误解一：自我接纳 = 我很完美

一位心理老师接待过这样一个来访者，谈话刚开始，来访者罗列出自己的诸多优点，如聪明、成绩好、见识广、有目标、行动力强等，语气很肯定。等他说完，心理老师问他："听上去你很优秀，我很好奇，那你有什么烦恼呢？"来访者低下头，眼泪掉在了鞋上，说道："我和同学都处不来，昨天还和人动手了，我想不通问题出在哪里。既然我这么优秀，为什么总是和别人格格不入呢？"

这个男孩的确很优秀，可同时，他因为自己的优秀，几乎在每件事上都认为自己是对的，自己的观点总是更明智的。长此以往，他和周围人的关系搞砸了，他也越来越没有自信。

所以说，真正的自我接纳，是允许自己有不足的地方。完美是不存在的，力求自己事事完美反而是不能接纳自己的表现。坦然接受人无完人这个事实，承认自己肯定有缺点，也可以有缺点，才是真正的自我接纳的开始。

误解二：自我接纳 = 原地躺平

相反，另外一种误解则认为，既然允许自己有不足的地方，不用追求完美，那就不用做什么，也不用再努力。这样的想法无形中否定了人存在的价值，否定了努力的作用以及自我完善的可能性，对待自己的不足有装聋作哑之嫌。

看到缺点，需要正视它。你可以反思，自我的成长会不会因此而受到阻碍？肯定的回答能帮助你增强改变的动力；如果这个缺点无法改变，你就尝试接受它、感谢它，那么反而可能有助于推动自我的成长。

误解三：自我接纳 = 没有烦恼

有学生曾经在课上问："老师，如果能做到悦纳自己了，是不是就不会有心理问题了？"老师回答："当然不是。"怎么说呢？人的烦恼多种多样，各有不同。烦恼和不快乐，不意味着你不好，也不一定是你哪里做错了。生而为人，烦恼比快乐要多。所以自我接纳并不意味着解决人所有的烦恼，而是能接受自己有时的确会烦恼，那么烦恼本身就不是件多可怕的事情，而且你在烦恼的"坑"里待的时间会短一些，再短一些。所以，真正的自我接纳，会让你在成长过程中越来越笃定，哪怕泰山崩于前，我们依然可以生出一份"我可以"的自信之力。

（二）从"应该"状态到"欣赏"状态

那么到底该怎么看待自身的优点和缺点呢？

当你努力做到了某件事，比如攻克了一道数学题、完成了一幅拼图、坚持晨跑了一周、完成了这个月的 KPI，你的自我对话更加接近以下哪一句？

> 这是我应该做到的，没什么大不了。
>
> 我居然做到了，真厉害。

两者带来的情绪体验有所不同，显然后者更让人快乐并受鼓舞。

所以你有没有发现，在看待自身优点和缺点的时候，秉持"应该"和"欣赏"两种不同的态度，会导致截然不同的两种状态（见图 2-5）。

在"应该"状态下，如果你做到了，你觉得这是应该做的，也就没什么值得开心的；如果没做到，你会内疚、自责。

在"欣赏"状态下，如果你做到了，你会欣赏自己、肯定自己，发自内心的快乐随之而来；如果没做到，你也不会妄自菲薄，而是倾向于更冷静地分析，以平常心去看待。

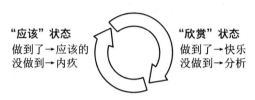

"应该"状态
做到了→应该的
没做到→内疚

"欣赏"状态
做到了→快乐
没做到→分析

图 2-5　看待自我的两种角度

一个高二的女生因为某科分数少算了几分而崩溃大哭。其实，这不是多重要的一场考试，少算的也只有 3 分，即便如此，她依然在班里排名数一数二。但是她就是难以接受，因为这几分会让她的总分排名不是班级第一。可不是第一也是第二啊，后来老师才了解到，她爸爸对她的要求一直是班级第一。她不是因为少算的那几分不甘心，而是因为没有做到"应该"做到的，从而自责、伤心，感觉无颜面对家长。这个孩子，无论做到多么优秀，都无法欣赏自己。

你发现了吗？两种状态下会有截然不同的自我体验和自我评价。

因此，我们能否多从欣赏的角度看待自己？对于优点，我们发现它、欣赏它；面对缺点，是否可以理性地分析，而不是马上去否定它？因为越是否定和逃避，它越会和我们形影不离。不如面对它、看见它，看见就是光，光照到的地方黑暗才会消失。

面对自身缺点，我们还可以把它们视为朋友，它们可能是你的一部分，但并不代表你这个人。比如，经历一次考试失败，就认为自己笨，学什么都不行，泛化的自我否定会让你一蹶不振。事实上，考试失败的原因是多方面的，一次失利并不代表所有，更不能由此否定自己的学习能力。

请学会把事件和"我"区分开。没考好可能说明努力还不够，或者方法不得当，说不定还有运气的成分，原因有很多，但总有我们可以去改变的部分。总之，学会用暂时而局部的眼光看待缺点，避免全面而泛化。

用欣赏的眼光看自己，相信你会越来越喜欢自己。

认识自己，才能听见内心的声音而不迷失于人海；看见自己，才能和当下、和他人建立联结；悦纳自己，才有可能获得幸福感。同时，我们也要明白：即便再自知的人，也不可能百分之百地了解自己。重要的是，我们必须学会辨别，想办法看清浮沉掩盖下的真实自我，不断走在自我探索和成长的道路上。

◼ 拓展阅读

1. 马丁·塞利格曼.认识自己，接纳自己［M］.任俊，译.杭州：浙江教育出版社，2020.

2. 阿尔弗雷德·阿德勒.自卑与超越［M］.曹晚红，译.北京：中国友谊出版公司，2017.

3. 里克·汉森，福里斯特·汉森.复原力［M］.王毅，译.北京：中信出版集团，2020.

4. 武志红.和另一个自己谈谈心［M］.北京：中国友谊出版公司，2021.

5. 罗伯特·戴博德.蛤蟆先生去看心理医生［M］.陈赢，译.天津：天津人民出版社，2020.

6. 塔莎·欧里希.深度洞察力：克服认知偏见，唤醒自我觉察，看清内在的自己，也了解别人如何看待你［M］.钱基莲，译.台北：时报文化出版，2018.

（上海市川沙中学　杜玉婷）

认识你的"内在小孩"
——谈谈人格发展

> 孩子如果在自己的存在中没有得到爱，就不知道怎样爱自己。成年后，他们不得不学会抚育他们心中那个迷惘的孩子，给予他母亲般的关爱。
>
> ——玛丽安·伍德曼

引 例

小刘生活在一个充满争吵的家庭中。从他记事开始，爸爸妈妈就会为很多事情争吵，比如谁来洗碗、谁来打扫房间、谁来接送孩子、孩子没考好应该怪谁等等。小刘想，作为家庭的一员，自己可以做点事情来平息这些争吵，让这个家庭变得更为和谐平静。

于是小刘就去观察他的同学家里是怎样的。他看到一些家长放学时会一起去接孩子，一家人在一起有说有笑。平时也会听同学说爸爸妈妈如何关心自己爱护自己，一家人会经常出去吃饭、聊天、旅游，小刘心里无比羡慕，他也很想体验家庭的幸福和温馨。于是，当他听到爸爸妈妈因为自己而争吵的时候，年幼的他开始用自己认为合适的方式来为这个家庭努力。

爸爸妈妈为洗碗吵架时，他就第一时间跑到厨房把碗洗得干干净净；爸爸妈妈为他数学没考好而互相指责时，他主动承认错误，并发誓一定会努力考出好成绩。他也确实做到了：小小年纪就会做各种家务；周末其他同学打球、玩游戏时，他在家里埋头苦学。

然而，竭尽所能的他，却发现父母并没有如他所愿般和睦相处，而是在他高考结束的那一年离婚了。虽然考入不错的大学，毕业后也谋得了一份体面的工作，但成年的小刘却习惯了扮演"替罪羊"的角色，无论是在破碎的家里、繁忙的工作中，还是和朋友们在一起的时候。他认为父母离婚是他的错，他应该再努力一点。对他而言，"替罪羊"的角色不会停止，他背负了世界上的"不好"。工作几年后，他开始出现了头痛、乏力、胃口差等症状，不得不停下来接受心理治疗。

小刘的经历让人叹息，受过良好高等教育且有一份体面工作的他，应该是我们眼中的"人生赢家"，但这位"人生赢家"的心里却住着一个叫"替罪羊"的小孩。本专题将带你了解人格和人格中的"内在小孩"。

一、人格知多少

（一）什么是人格

弗朗西斯·培根（Francis Bacon）曾说："读书在于造成完全的人格。"而生活中你可能听过这样的自嘲："你可以嘲笑我的长相，但不能侮辱我的人格。"或者这样的评价："这是个人格高尚的人。"可见人格是人们在日常生活中使用非常广泛的一个词。

其实，很多领域都在关注和研究人格。

比如在法律层面，人格是指自然人的民事权利能力，是法律赋予自然人依法享有民事权利或承担民事义务的资格，具体表现为人格权。

在哲学层面，人格是有关自我的深奥领域之一。有哲学家将人格同自我意识相联系，认为人格的重要标准是"自我意识和记忆"。还有哲学家将人格视为人的理想和价值，如伊曼努尔·康德

（Immanuel Kant）认为，"人格把我们本性的崇高性清楚地显示在我们的肉眼前"①。

在心理学层面，人格是指个体自身稳定的行为方式和内部过程，是一个人区别于他人的心理特征的总和。它主要包括两个部分，一个是心理倾向性，包括需要、动机、兴趣、爱好、理想、价值观、人生观和世界观等，这些是人积极从事活动的指向性和基本状态；另一个是个性心理特征，包括能力、气质和性格，这些是人稳定且经常表现出来的特征，集中反映了一个人的心理面貌。在日常生活中，我们常常会把人格和性格相混淆，应该说，性格是人格中的重要组成部分，但不能等同于人格。

（二）和人格有关的心理学理论

为了探寻人格与心理健康的关系，我们需要了解心理学中的人格理论，从这些理论中梳理人格究竟是如何影响着人的心理健康。过去一个世纪以来，心理学领域形成了形形色色的人格理论，我们将重点介绍影响力较大的两个人格理论，分别由弗洛伊德和高尔顿·乌伊拉德·奥尔波特（Gordon Willard Allport）提出：

1．弗洛伊德的人格理论

如果你看过著名且经典的心理影片《爱德华大夫》（*Spellbound*）的话，一方面可能会被男女主人公超高的颜值所吸引，另一方面也可能会被影片中用释梦来破案的手法所折服。男主人公童年时从扶手上滑下，把坐在扶手下端的弟弟撞到围栏的尖端上，导致弟弟惨死。人的行为深受早期童年经验的影响，这段经历如噩梦般缠绕着主人公的心灵。二十年后的某一天，主人公与爱德华医生去滑雪，当爱德华医生因意外摔落悬崖时，主人公童年的阴影回忆与白色的雪地和滑雪轨迹产生重合，引发了他的犯罪情结。此后，"白色"和

---

① 方世南．关于人格的哲学思考［J］.苏州大学学报（哲学社会科学版），1993（1）：10—16.

"轨迹的图样"便能轻易刺激到他,也成了女主人公识破他异常行为、揭开案件真相的钥匙。

没错,整个影片渗透了浓浓的精神分析意味。弗洛伊德是这一流派的创始人和代表人物,也是人格理论的奠基者,他认为推动人格发展的动力来自本能。我们来看看弗洛伊德怎么看人格:

第一,意识、前意识和潜意识。弗洛伊德认为,人的意识就像一座冰山,包含意识、前意识和潜意识三个部分。意识是我们自己可以觉察到的想法,比如:我现在饿了,特别想吃点东西。前意识是指那些不能立即回想起来,但经过努力可以意识到的主观经验,比如经过努力回忆,你可以回想起来初中的同桌是谁。潜意识也叫无意识,是指已经发生但并未意识到的想法和经验,除非在某种极端情况下,否则潜意识的内容是无法提取到意识层面的。如果我们的自我意识是座冰山,意识就是可见的、浮在海上的部分,前意识是海面,而潜意识则是潜在海面以下的冰山部分。对这一部分的理解,有助于我们理解弗洛伊德对人格的解读。

第二,本我、自我和超我。弗洛伊德将人格划分为本我、自我和超我。刚出生的婴儿只有"本我"这一个部分,看见想要的东西就要得到,不管是否属于他人或是否有害。婴儿随着成长及与环境的互动,2岁后,人格结构中的"自我"萌芽并逐渐得到发展。由于有些本我冲动不被社会现实接受,因此会对人们构成威胁,而自我则在考虑情境现实来满足本我冲动的原则下充当了"警察"的作用,将这些冲动控制在无意识当中。到了5岁左右,人格中代表社会的、特别是父母的价值观和标准的"超我"开始形成。

图3-1对意识、前意识、潜意识和本我、自我、超我的关系作了一个清晰的呈现。我们试着用案例中的小刘来说明图中的这些关系。小刘还是个孩子的时候,他的"本我"本能地希望父母疼爱他爱护他,这是每个孩子最基本的需求。但是父母每次吵架都会将他作为"替罪羊",为谁来接送他上学、谁来给他洗衣服做饭等问题频频争吵。这些时刻,小刘的"超我"总是出来说话:你应该做一个

懂事的孩子。小刘的"自我"便出来劝解：爸妈在吵架，而且他们有繁重的家务要做，所以我不能只关心自己而且一味地索求他们的爱，我应该体谅他们，做一个懂事的孩子。于是"本我"妥协了，"内在小孩"的需求被压抑。长此以往，"替罪羊"小刘就这样形成了。

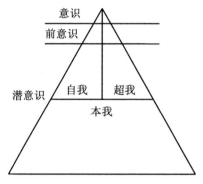

图 3-1　三"我"与意识三种水平的关系

第三，心理防御机制。我们都知道，想要避免电脑中毒就要安装防火墙，每个人的内心也有一道道防火墙，在面对挫折和焦虑时防火墙就会启动，弗洛伊德称之为"自我防御机制"。它们主要通过对现实的歪曲来维持心理平衡，有些是积极的，如升华、幽默等；有些则是消极的，包括压抑、否定、反向作用、合理化、替代、投射等，我们不妨来认识一下：

压抑是指个体在不知不觉中把具有威胁的内容排除在意识之外，或使这些内容不接近意识。比如强子性格孤僻不合群，并对此感到自卑，在大学里总是独来独往，当有人问他为什么不跟大家一起玩时，强子压抑自己的自卑，呈现的是："同学们都太幼稚了，玩不到一起去。"

否定是指无意识地拒绝接受不愉快的事实或现实。比如一位妻子一直不接受丈夫已经离世的事实，还在家里摆放他日常使用的生活用品，吃饭时也多做他的饭菜。

反向作用是按照与无意识欲望相反的方式来行动，以躲避可怕的念头或欲望。比如一位学生反复告诉别人他有多尊敬自己的老师，其实他在隐藏无意识中对老师的强烈厌恶。

合理化是用合理的解释来为难以接受的情感、行为、动机辩护，以使其可以接受，以求得心理平衡。比如，凡是自己不能做成或不能拥有的东西都是不好的，这是常见的"酸葡萄"心理。反过来，凡是自己所做成或所拥有的东西都是好的，这就是常见的"甜柠檬"心理。

积极的防御机制是向好的方面去做补偿，具有建设性。如升华是自我把危险的无意识冲动转化为社会认可的行为，例如将攻击性的本我冲动升华为球类运动或武术运动；幽默是指当事人面临困境时，以幽默的方式化解自己的窘困处境。这些也是最为积极、成熟的防御机制。

案例中小刘的防御机制主要有压抑、合理化。他从小压抑了自己对父母关爱的需求，同时将"替罪羊"的角色和行为合理化为自己人格中的一部分。

2. 特质流派的人格理论

想象一下，你刚进高中或大学，同学们相继介绍了自己的情况，并问你："你是一个什么样的人？"你会发现描述自己的外貌、体形、爱好等比较容易，介绍自己的初中或高中、家庭成员等也不费力，但你如何向新同学或朋友们描述自己的人格呢？

可能大多数人都会采用两种方式中的一种来应对这个问题。有的人可能先描述自己的性格类型：安静内敛型、活泼开朗型或独立自主型。有的人可能会描述自己的处事特征：勤奋上进、待人友好、中规中矩等。这些方式本质上都是个体在不同的情境下或时间里相对稳定的人格特征，这就是人格特质流派回答的问题。特质心理学家会给出一个特质的正态分布曲线，即：我们每个人身上具备的每一种特质都是在正态曲线上，比如外向，有的人外向非常突出，有的人则不太明显。

特质流派心理学家中，早期的奠基人是美国哈佛大学心理学家奥尔波特。他把5—10个最能说明个体人格的特质叫作核心特质，他认为应先确定一个人的核心特质，再确定其处在这种特质的何等水平。当然，也有人用一个单一特质就能代表其人格，比如诗人李白的浪漫特质、曹操的疑心特质，这样的特质也称为首要特质。

基于奥尔波特的研究，心理学家雷蒙德·卡特尔（Raymond Bernard Cattell）将 1 万多个形容人格特质的词归类为 171 个，然后用因素分析方法归并为 35 个特质群，称之为表面特质。然后继续对 35 个表面特质加以分析，获得 16 个根源特质。表面特质是表面的、可直接观察的；根源特质是内蕴的、本质的，隐藏在表面特质后面和人格结构的内层，只能通过表面特质去推知和发现。为此，卡特尔设计了 16 项人格因素问卷（16 Personality Factor，简称 16PF），用以测量 16 个根源特质：乐群性、智慧性、稳定性、支配性、乐观性、有恒性等。直至现在，卡特尔的人格问卷依然是使用最广泛的人格测验之一。

基于卡特尔的因素分析法，美国心理学家麦克雷（McCrae）和科斯塔（Costa）又提出了著名的"人格大五结构模型"（Five-Factor Model，简称 FFM）（见表 3-1），且目前已经有"人格大五因素测验量表"用于人格特质测量。

表 3-1 "大五"人格内容 [1]

因　素	特　征	因　素	特　征
神经质	烦恼对平静	求新性	独立对顺从
	不安全感对安全感	亲和性	热心对冷漠
	自我同情对自我满足		信任对怀疑
外向性	善交际对不善交际		乐于助人对不合作
	爱开玩笑对严肃	尽责性	有序对无序
	深情对冷淡		认真对粗心
求新性	富于想象对务实		自律对意志薄弱
	偏爱变化对偏爱惯例		

---

[1]　伯格.人格心理学［M］.陈会昌，译.北京：中国轻工业出版社，2010：167.

（三）人格与心理健康的关系

除了上述介绍的两个主要的人格理论，还有很多其他的人格理论。无论什么理论，人们都能形成这样的共识：人的行为受到人格和情景的共同作用。人格作为人的各种心理特征的总和，它影响着人的思想、情感和行为，表现出人与人相区别的独特的心理品质，它与人的心理健康密不可分。

从人格涵义的内容来看，心理倾向性中包括需要、动机、兴趣、爱好、理想、价值观、人生观和世界观等，这些是人从事活动的动力系统。如果一个人或没有兴趣爱好，或没有理想信念做精神支柱，或三观不清晰，则不利于拥有健康的心理。比如一个人沉迷于追求外在的物质满足，而忽略其内在的心理需求，就容易迷失自我。另一个是个性心理特征，包括能力、气质和性格，它们集中反映了一个人的心理面貌。当你遭遇困难、挫折或重大事件时，你可能通过自己的能力、气质及性格来调动所有资源进行应对，有效避免困难、挫折等带来的负面影响，或接受无可改变的事实，在困境中寻找资源；或者也可能在面对变故导致的心理冲击之下，因难以接受而受到重创，甚至逃避沉沦，这些都说明不同的个性心理特征会影响个体拥有的能量和行事风格。

从心理健康的含义来看，心理健康指的是个体认知、情感、意志、行为、人格的完整和协调。美国著名人本主义心理学家亚伯拉罕·哈罗德·马斯洛（Abraham Harold Maslow）提出了"最经典"的心理健康十条标准：

> 充分的安全感；
>
> 充分了解自己，并对自己的能力作适当的评估；
>
> 生活的目标切合实际；
>
> 与现实的环境保持接触；
>
> 能保持人格的完整与和谐；

具有从经验中学习的能力；

发挥自己的个性；

能保持良好的人际关系；

适度的情绪表达与控制；

在不违背社会规范的条件下，对个人的基本需要作恰当的满足。

在这些标准里我们可以看到，有六条都是和人格有关的内容，可见人格的完善与健全，在很大程度上影响着一个人的心理健康。

（四）人格形成的影响因素

究竟有哪些因素在影响着人格的形成？怎样才能让我们的人格更加健全完善？

我们先来看看健全的人格是怎样的。希尔森（Hillson，1999）在问卷研究的基础上对积极的人格特征与消极的人格特征进行了区分，认为积极的人格特征中存在两个独立的维度：正性的利己特征和与他人的积极关系[①]。前者是指接受自我、具有个人生活目标或能感觉到生活的意义，感觉独立、成功或者是能够把握环境的挑战；后者则是在自己需要的时候能获得他人的支持，在别人需要的时候愿意并且有能力提供帮助，看重与他人的关系并对于现有的人际关系表示满意。

影响人格的因素包括生物遗传、自然环境、社会文化、家庭环境、学校教育等，从上述健全人格的标准出发，我们对这些影响因素作细致分析。

生物遗传因素是人格不可或缺的影响因子，它会对个体的智力、气质等产生非常重要的影响。比如具有胆汁质气质的父母的孩子比

---

① 程科.健全人格取向大学生心理健康量表的编制［D］.重庆：西南大学，2009.

没有胆汁质气质的父母的孩子更有可能具备这种气质。这一影响因素需要与其他的因素交互作用，才会对人格产生更大的作用。

自然环境和社会文化的作用会更多地形成某一自然地理、社会文化环境下相对趋同的人格特征，比如中国人"勤劳"、美国人"热情"、法国人"浪漫"、英国人"绅士"、德国人"严谨"等等。即便在同一个社会环境之下，因为年代的不同，人格也会烙上不同的印记，比如，虽然不能绝对地贴标签，但我们还是常说"70后"踏实、"80后"叛逆、"90后"独立等。

家庭环境、学校教育则对个体的人格具有更为重要的作用，这里需要重点阐述。

家庭环境因素包含的内容非常丰富：家庭结构、经济条件、家庭氛围、养育方式等。不同的家庭环境会让个体有不同的童年经历，对个体人格的形成具有不可忽略的作用，因此近年来得到越来越多心理研究者的关注：

首先，不同的经济条件、居住环境、社会地位等，会很大程度影响个体的自尊水平。比如在富裕且社会地位高的家庭出生的孩子，在饮食衣着出行等方面更具优势，也更容易结交到更多的朋友、发展自己的兴趣爱好、得到较好的教育规划与发展，更可能获得更多人的喜爱与赞赏，从而促进其更好地悦纳自己，自信豁达。

其次，不同的家庭结构可能给孩子带来不同的影响。独生子女家庭由于只有一个孩子，父母对孩子普遍给予更丰厚的物质和精神关照，比较容易让孩子形成更为积极的自我认同。但同时因为没有兄弟姐妹的陪伴，孩子也可能养成自我中心的人格特质。值得注意的是，多子女家庭中不同的出生顺序亦有可能会影响孩子形成不同的人格。精神分析流派的著名心理学家阿尔弗雷德·阿德勒（Alfred Adler）对出生顺序进行了专门的研究，发现：第一个子女通常是父母眼中最完美的孩子，听话、懂事、负责；中间出生的子女最有可能发展出优秀的社交技巧；最小的子女永远是家里的宝贝，比其他孩子更任性，也更幽默乐观。但越来越多的研究显示，孩子出生顺序的可能影响并不绝对，父母如何看待每个孩子才更重要。

再次，不同的家庭教养方式也会带来重要的影响。民主型家庭中，父母给予孩子足够的关爱、平等和民主，在给孩子一定自主权的基础上进行积极正确的引导，更有可能培养出人格健全的孩子。专制型家庭中，父母对孩子要求非常严厉，提出很高的期待要求，即便这些要求高得不近人情，孩子也没有商量的余地，若孩子出现抵触的情绪和行为，父母就会采取惩罚措施。这样的教养方式其实只是出于父母的需要，却忽视、抑制了孩子的想法和独立性，这种家庭中成长的儿童容易出现焦虑和退缩等人格特质。溺爱型家庭中，父母对孩子充满了无原则的爱，却很少对孩子提出什么要求或施加任何控制，这种家庭中成长起来的孩子会表现出幼稚、自我控制力欠缺、依赖性强、缺乏恒心和毅力等人格特质。当要求他们做的事情与他们的期望相悖时，他们几乎不能控制自己的冲动，会以哭闹等方式寻求父母的接受。忽视型家庭中，父母对孩子的成长漠不关心，既不对孩子提出要求，也不会表现出对孩子的关心，不论出于什么原因，这些忽略行为都是对孩子的虐待，是对孩子情感生活和物质生活的剥夺。由于父母与孩子互动很少，这种成长环境下的孩子出现适应性障碍的可能性会比较高，个别孩子对生活没有兴趣，学习成绩和自控能力也很差，长大后甚至可能出现较高的犯罪倾向。

最后，学校教育对人格的形成起着重要作用，著名教育家蔡元培先生有过精辟的论述。在我国教育发展史上，蔡元培先生首次提出"健全人格"的概念。1912 年 4 月，他在《对于教育方针之意见》一文中提出了全面发展教育的五个方面：军国民教育、实利主义教育、公民道德教育、世界观教育、美育。1920 年 12 月，他在《普通教育和职业教育》一文中将这五种教育归为四个方面，称"所谓健全的人格，内分四育，即体育、智育、德育、美育，这四育是一样重要，不可放松一项的。"学校是儿童青少年增强体魄、学习知识、与人交往、发展道德与心理品质的重要场所：在勤奋学习和各项体育运动中，学生培养坚持、主动、抗挫、追求目标等积极人格；在与师生的交往中，学生发展自己的人际关系，获得人际支持；在遵守学校各项规则中，学生发展自己的道德与规则意识；等等。因此，提倡全面发展、注重人格养成的学校教育，甚至可以很大程度地弥补家庭教育的不足，培养希尔森提到的积极人格中的自信、自立、悦纳自我、良好的人际关系等；而过于苛刻、过于强调学习成绩的学校，则可能弱化良好家庭教育的作用。学生在过于激烈的竞争中，可能会遭受挫败、感到自卑，更多地把同学当成竞争对手而非朋友，出现与同学、老师的关系都不佳等状况。

二、呵护我们的"内在小孩"

在详细介绍了人格、人格理论、人格对我们心理健康的重要作用，以及哪些因素影响着人格发展之后，接下来介绍我们的"内在小孩"及如何呵护我们的"内在小孩"。

（一）"内在小孩"是什么？

"内在小孩"是一个比喻，指个体在人格发展过程中，因为小时候的一些基本需求没有被满足，或有被伤害的经验，从而在人格中留有脆弱、受伤、需要被关注的部分，如同内心有一个幼稚小孩。这样的个体虽然形体长大了，但自我关怀与照顾的能力并没有被发展出来，以至于童年的负面经验仍持续干扰其长大成人后的生活。事实上，由于没有人的成长是完美无缺、一帆风顺的，因此每个人的内心都可能有一个受伤、委屈、哭泣，没有跟着自己一起长大的"内在小孩"。我们不确定他的年纪，但很多时候他比我们以为的还要小。他是我们在年幼时受伤破碎的部分，深深地埋藏在我们的潜意识里，时不时影响着我们成人后的生活：他有时痛哭，有时大笑，有时悲伤，有时愤懑，有时他希望得到你的拥抱，有时却又对你大发雷霆。这个孩子住在我们人格的核心，往往比长大的我们更清楚我们真实的需求。

"内在小孩"究竟是如何养成的？在前面介绍人格影响因素的时候已经有所说明。比如专制型家庭因为只关注家长的需要，忽视和抑制了孩子的想法与独立性，成长于这种家庭的人，人格中的"本我"被极大地遏制了，"自我"和"超我"过于强大，那个受伤的"内在小孩"便特别希望满足自己、表达自己、发泄自己。由于父母的严格管教，他们很可能学业和事业有成，但这些都是父母或权威人物的意愿，而不完全是孩子自己的想法，因此长大后的他们，内心可能永远住着一个"需要被充分尊重和表达"的"内在小孩"。这个小孩每每在他遇到权威的意志时都会跑出来奋力呐喊：那是你的想法，不是我的想法！或者在纠结满足自己还是满足权威的时候无比愤怒地哭喊：不要，我要满足我自己！或者在没有权威的压迫时大摇大摆地跑出来大笑：这次我终于可以做自己！新闻报道中常有一些学生时代在父母严苛管教下的"别人家的孩子"，进入大学后却沉迷游戏、荒废学业甚至退学，这就是这类"内在小孩"的典型案例。

我们身边有没有这样的人？他家境不错，父母事业成功，从小就被要求事事都要优秀和完美。幸运的是，他也如父母期望的那样获得了很多"第一"。"竞争""挑战""胜利"是他的至理名言。可是，哪有完美的人呢？终于他迎来了人生中的重大挑战：居然有个同学比他还要优秀，夺走了属于他的第一名。他内心"必胜"的"内在小孩"跳了出来：我一定要胜过他！但是，他居然失败了。哪怕只是这一次失败，足以让内在的小孩受到深深的伤害："我怎么能失败？我怎么能不优秀？"于是他坐在角落，拒绝成长。所以你看，内在的小孩有时候很执拗，也很脆弱，却固执地拖拽着我们停滞不前，这种时候我们需要和他谈谈。

以上例子是"内在小孩"中影响成年生活的极端案例。在真实的生活中，在相对正常的成年人世界，"内在小孩"也一直影响着每一个人的生活，只不过，它可能没有造成那么严重的后果，但仍可能时不时扰动着人们的每一天。高分进入名牌大学，当你看到那么多优秀同学的瞬间，"必胜"的"内在小孩"是不是给你带来巨大的心理落差，甚至导致你很长时间对自我产生怀疑？当面对一个专制而强硬的领导时，那个"我不服气"的"内在小孩"是不是让你与领导屡屡冲突？当台下坐着乌泱泱的观众，你却要走上演讲台发言时，"我很胆小"的"内在小孩"是不是让你手心出汗、不敢上前？……只不过，人格相对健全的成年人会发挥心理调节能力去逐渐减轻"内在小孩"的干扰作用，回归相对正常的生活。

（二）如何呵护"内在小孩"？

既然每个人的内心都有"内在小孩"，他也会时不时扰动我们的生活，我们又该如何呵护他，尽量减少他对自己生活产生的负面影响呢？

首先，给予时间和关注。每个孩子都需要得到大人的陪伴与关爱，我们自己的"内在小孩"也一样。重要的是，花时间弄清楚自己的"内在小孩"什么时候需要你的关注。比如，当你进入一个陌生环境，要与很多陌生人打交道的时候，"内在小孩"会感到紧张不安，他会要你躲到一个人少的地方，与尽可能少的人交谈；当你的任务很快就要到期了，但迟迟没有进展，"内在小孩"会辗转难安、烦躁不已，并催促你赶紧完成任务；当你最近取得了一个业界的重大成果，"内在小孩"会兴奋得跳起来，并告诉你你是最棒的……每当"内在小孩"出来的时候，我们都要看见他、认可他、接纳他，当他兴奋、快乐时，你和他一起兴奋、快乐，当他紧张、急躁、伤心、愤懑时，你也要拥抱他，并和他好好谈一谈。

小练习：关注你的"内在小孩"

首先，拿出一张 A4 白纸，白纸的左边用你喜欢的彩笔写出"内在小孩"找你的不同时刻，中间用彩笔画出各个时刻"内在小孩"的样子和颜色，在右边写下他的情绪和想法（见表3-2）。

表3-2 小练习：活动单

时　刻	"内在小孩"的模样	"内在小孩"的情绪和想法
当进入一个陌生环境时		情绪：紧张不安 想法：躲到一个人少的地方，尽可能少地与人交往交谈
当任务快要到期时		情绪：辗转难安、烦躁不已 想法：抓紧时间安排好任务进度
……	……	……

其次，与你的"内在小孩"交流。可以通过文字对话和模拟对话的方式来与他交流。

文字对话的方式：

比如，当你进入一个陌生的环境，需要和很多陌生人交往，你可以尝试在现场，在手机上给"内在小孩"写一封信。例如：

大 A（你自己）：你好，小 A，你现在几岁了？

小 A（"内在小孩"）：我 5 岁。

大 A：你现在感觉如何？

小 A：我现在特别紧张，这么多不认识的人，我不知道该和谁说话，说些什么。

大 A：是的，这是有点让人抓狂。现在你最想做点什么？

小 A：我还是想坐下来喝点东西压压惊。

大 A：那我们就坐下来喝点东西吧。

喝东西的时候，你发现也有人和你一起喝着同样的饮料，于是你们便攀谈起来。

你还可以用模拟对话的方式来练习：

在你感到舒适的地方，比如卧室或你的办公室，放两把椅子，其中一把椅子大一些，供自己坐；另一把椅子虽小一些，但足够高，让"内在小孩"的脸部与自己的脸部齐平。然后模拟你和"内在小孩"的对话，对话内容可以参照上述文字对话的内容。比如通过模拟对话，你发现最近在忙碌的工作中，你的"内在小孩"感觉劳累而烦闷，他说想去儿童游乐园畅快地玩一次，并且要吃巧克力和冰淇淋，于是你就真的去了一次，回来后感觉身心愉悦了很多。

再次，将你的成年自我作为新的能力源泉。试想一下，在你孩童时代最无助最受伤的阶段，成年的你能够在场陪伴年幼的你，你的"内在小孩"一定会认为你像神一样充满力量。因此，可以通过列出十件你孩提时代不能拥有或者不能做但现在却拥有或者能够做到的事，向你的"内在小孩"展示成年的你的能力。比如：不必征求他人的同意就能去旅游；想吃什么就去吃什么；两天读完一本名著；完成自己特别想写的文章；等等。下面来做一下尝试。

小练习：成年自我的力量

根据你的喜好选一张 A4 彩纸，写下十件你孩提时代不能拥有或者不能做但现在却拥有或者能够做到的事，然后大声地读出来，让"内在小孩"确信，有一个这么有能力的成年的你，他很安心。

还有，给"内在小孩"寻找一个新的家庭。假如"内在小孩"是在原生家庭受伤，且原生家庭还没康复，那么，与原生家庭保持一定的距离，并给他找个新家就显得特别重要。这个新家可以是由朋友组成的支持小组，可以是你因某个兴趣而加入的团队，也可以是你为治疗"内在小孩"而参加的心理治疗小组。这个小组给予的支持，会平复"内在小孩"所受的伤，让他逐渐成长和强大起来。

小练习：寻找新家庭

用一张 A4 彩纸，写下你给"内在小孩"找到的新家庭，并具体列出他在这个新家中获得过哪些支持和抚慰。

■◆ 拓展阅读

1. 伯格.人格心理学［M］.陈会昌，译.北京：中国轻工业出版社，2010.

2. 罗西·马奇-史密斯.拥抱你的内在小孩［M］.鲁小华，等译.北京：机械工业出版社，2021.

3. 约翰·布雷萧.回家吧，受伤的内在小孩［M］.熊瑾玉，吴文忠，译.北京：机械工业出版社，2020.

4. 桑标.学校心理咨询基础理论［M］.上海：华东师范大学出版社，2017.

5. 陈福国.学校心理咨询专业理论与技术［M］.上海：华东师范大学出版社，2017.

（上海市浦东教育发展研究院　章学云）

迎"丧"而上

——谈谈抑郁情绪

> 如果怀着愉快的心情谈起悲伤的事情，悲伤就会烟消云散。
>
> ——马克西姆·高尔基

引 例

一年级新生梅梅的父母因为孩子上学困难而情绪崩溃，感到很无助。每天早上孩子上学前，父母与孩子都会有激烈的"争吵"，孩子表示不想上学，父母自然坚决不同意。就这样僵持了一周，家长担心再这样下去肯定要影响学业了。实在无奈，他们向学校寻求帮助。入校时，母亲心一急又和保安发生冲突，直到坐在校长室，母亲终于绷不住了，在老师面前哭诉起来。原来，梅梅在校期间学习、活动等都比较正常，但每次中午与爸爸在校门口见面后就会大哭，换班主任后孩子也一下子无法适应。谈话中，母亲一直抹泪，夫妻二人原本就对孩子的教育理念不一致，为此经常争执，现在孩子又是这种状态，夫妻之间的争吵便愈演愈烈，家庭氛围越来越沉闷，身心俱疲的妈妈陷入了抑郁状态。

生活中每个人都有情绪，抑郁这种情绪也可能悄然而至。就像案例中的妈妈，由于孩子不想上学，且自己与丈夫的争吵愈演愈烈，搞得郁闷不已，不知不觉中陷入了抑郁状态。你身边是否有这样的人呢？此时你想到了些什么呢？

抑郁状态，有的人也称之为"丧"。"丧"，其实本意一般认为是逃亡，引申为丢失、失去。当"失"的事发生在你的工作上、生活中、学习里，你此刻的内心一定会不开心，从而情绪低落，导致抑郁情绪的产生。这种状态也许维持两三天就消失了，就像我们得了轻感冒，多喝热水、补充维生素 C，感冒的症状就会有所好转。当这种状态两三周都没有消失，还伴随着失眠或嗜睡、厌食或暴食、兴趣丧失、疲倦、焦虑等症状时，你有没有意识到你的情绪生病了，心灵得了"感冒"。如何拯救心灵上的"感冒"呢？本专题将带你了解抑郁情绪这个话题。

一、人为什么会不开心呢？

你是否留意过常常将"没有意思、无聊、无趣"等口头禅挂在嘴边的人呢？或者你听过"我 emo 了"这句网络用语吗？这句话也可以表达为"我丧了、我网抑云了、我颓了、我抑郁了、我傻了、我太难了"。这句话可能是在表达他不满意、不开心，进入了很"丧"的状态。当你听到这样的词语，不知道你的情绪会不会被"传染"？在当下的生活中，人们可能面临婚姻出现红灯、升职受阻、学习期望没有达到等多种情况，这些时刻，你有没有出现心情低落、莫名其妙地想哭、没有心情做事情或提不起兴趣等情绪状态呢？这样的情绪状态如果持续一段时间，就可能变成一种灰色的心境。然而你有没有想过，自己怎么会冒出这些情绪的呢？这是不是抑郁了呢？甚至有的人还会给自己贴上抑郁症的标签。真相究竟如何？请你带着这样的疑问继续阅读。

通常来说，每个人都会有一些小的情绪波动，比如一句话、一个动作就可能使心情不开心、变得低落，也许一两天就好转了，甚至可能上午不开心，下午就好转了。我们一般将这种短暂的不开心称为抑郁情绪。抑郁可以说人人都有过，因为它是一种基本情绪。

　　造成不开心的原因从大的方面而言，有内部原因和外部原因两个部分。内部原因包括个人的遗传因素、生物化学因素、心理环境因素、性格特性等，这些都容易诱发抑郁的情绪；从外部来看，人总会遭遇一些变故和令人左右为难的事情，如果缺少情感支持，长时间无法释放这种消极情绪，又难以有效应对，它就可能成为心理的压力和心理的问题，在内心冲突大、难以抉择、感觉无力的情况下，成为抑郁情绪。当然很多时候，抑郁情绪其实是内外因素交互作用的结果。

　　有这样一个案例，一名五年级学生的家长通过班主任焦急地找到心理老师，告诉老师在开学后的两个月里，孩子的性情发生了巨大的变化。以前文静、乖巧、听话，现在因为一些小的事情就会大发雷霆，不做作业，连喜欢做的事情也开始拖延。通过进一步交谈发现，这个女生面临生理、升学、家长的期望等诸多问题的困扰。后来还了解到，她有个哥哥，且她在上大学时得过抑郁症，因此这位家长很担心。案例中的女孩后来被医院诊断为轻度抑郁。因内部因素（例假、生物易感因素）和外部因素（家长期望、外部环境）的持续相互作用，女孩的抑郁情绪一时很难得到缓解。后来家长改变了自己的认知，降低了对她的要求，女孩的抑郁情绪也得到了改善。从这个案例可知，内外因素的相互作用是引发抑郁的根源。

　　说到根源，心理学上有个概念不得不提，那就是自动思维。自动思维是脑海里不受控制的不时冒出的种种扭曲想法，是由思维融合、评价、回避、归因四个方面导致的。

　　我们首先看看认知融合或者思维融合。有时候别人不经意的一句话能噎死人，也可能让人郁闷一天。真的是这句话本身具有这么大的杀伤力吗？一般不是，更多的可能是听的人将这句话扭曲理解了，自动转换为一种他人对自我的评价，并且还确信这是事实。例如：把他人的"你怎么这样"在内心转译为"我就是个差劲的人"。这就是思维融合导致的。

　　我们再来看看评价和回避。当一个人对自己的评价很低的时候，抑郁情绪就出来了。否定自我的评价在抑郁症患者中非常多见，当抑郁症患者觉得某件事自己不可能做成时，就开始回避，以至于很多事情都不愿做了，主动接触社会也越来越少。所以你可能会看到，患有抑郁症的人不愿意参加活动，也不想和人说话，不愿意出门而更愿意待在家里。其实这是他在行为上退缩、心理上退行的表现，最后会丧失很多社交功能、学习功能，甚至连正常的生活功能都会丧失。

最后是归因。现实生活中，我们经常会问，为什么是我？临床上的病人，他们经常会说，为什么偏偏是我生这个病？我又没做什么亏心事？当他问为什么的时候，他一定要找原因，但又百思不得其解，反而坠入了一种深渊。换句话说，负性的自我认知使得人们只看到自己负性消极的一面，而看不到正性积极的一面，于是导致行为的不适应也就顺理成章了。比如，有的人在许多人眼里是非常优秀的，但是他们自己却是自我否定的、自卑的，觉得没有存在的价值，常常会回忆之前不开心的事情，把失败的责任揽到自己身上，从而感到自责和内疚。无助、无望、无用的"三无"如果使他们彻底丧失自我价值感，那么他们很可能会选择走极端。

其实，你的开心和不开心就掌握在你的手里，只要你有合理的思维模式，你就可以成为一个洒脱而自在的人。知道吗？保持开心不是一种天赋而是一种能力，它是一种能够对自己、他人和世界有着深刻洞察之后的淡定和从容。

二、生活中抑郁情绪扮演何等角色？

试想一下，如果没有抑郁情绪，你的生活会怎么样呢？我们可能会因此无法察觉正在丧失的一些珍贵的东西，比如我们的健康、财富、亲密关系、地位等。可见，抑郁情绪的影响并不都是负面的，它的存在也有一定的价值和意义。当抑郁情绪出现时，先不要急于否定和排斥, 你可以尝试接纳这种情绪, 然后想办法把抑郁情绪控制在合理的度上, 让它发挥积极的作用。

例如, 当你被领导批评后, 你一天都很郁闷, 回家可能连饭都不想吃。你家人很关心地问你怎么了? 你开始向家人诉说白天发生的事情, 诉说的过程引发了你的思考。也许, 你开始反思自己的工作哪里还做得不够; 哪些方面还需改进; 自己的哪些方面还可以提升、改进; 哪些其实是领导的问题, 与自己无关。审思自己的不足, 放下他人的问题, 收拾心情继续前行。在这种情况下, 你的抑郁情绪可以被视为一种积极动力的角色, 帮助你反思和成长。

当然还可能出现另一版本。你被领导批评后, 一天都很难过, 然后你开始关注别人怎么看你。你可能会觉得别人看你的眼神都是怪怪的, 此时你心里开始加工一些负面的想法, 如领导是不是对自己不满意呢? 将来肯定没有出路, 自己要不要辞职呢? 不好的想法越来越多地冒出来, 这就是扭曲想法引发负面情绪。回到家的你可能不想吃饭, 家人问你怎么了, 你也不想说。晚上睡不着, 你又开始想这个领导, 想他以后会怎样对你, 你又该如何面对他。其实这时候就是环境刺激激活了你特定的思维模式。可是这个模式又是从哪里来的呢? 它往往跟早年一些带有创伤性的事件关联, 特别是你早年与父母或其他人相处中被否定所导致的创伤。比如, 你在成长过程中, 经常被父母批评, 他们把你跟别人比, "你看人家怎么就那么优秀", 甚至因此指责你、打骂你, 就这样从小形成了一种模式, 它就像一个程序植入了你的大脑, 这个程序在将来的某些时刻很容易被激活, 激活之后就可能引发各种各样的负面情绪, 这时的抑郁情绪可以被视为消极阻碍的角色。所以父母在批评孩子时要留意, 要把孩子的问题和孩子这个人分开, 不能让孩子感受到自己被父母所否定。

凡事都有两面性, 存在就有其意义, 抑郁情绪也一样。如果你能认真地对待、好好地审视抑郁情绪, 相信你一定能够收拾好心情重新出发!

三、什么样的人更容易被抑郁情绪困住?

中国科学院心理所祝卓宏教授曾说,对人类来讲,幸福不是常态,而痛苦恰恰可能是常态。换句话说,我们每个人一辈子总是有这样或那样的痛苦,而这个痛苦又分两部分,一部分叫痛,一部分叫苦。痛的一部分是生物学因素导致的,比如扭伤、偏头痛等,使人有痛的体验;而苦,往往是抑郁情绪的一个根源,比如说重要考试失败了,或者是男女朋友闹分手,你想要的东西没买到等,这时人们可能会产生一种苦恼。那么,什么样的人更容易产生抑郁呢?可以从以下四个方面了解一下。

1. 从遗传因素来看

研究显示,抑郁被遗传的可能性要占一定的比例,特别是当事人一级亲属出现抑郁问题的危险性明显高于一般人群。同时,遗传发生的可能性女性高于男性。当然,所谓的遗传并没有那么宿命,其实也只是易感因素而已,它的引发机制现在并不十分清晰。除了遗传因素外,神经生化因素、心理社会因素等都可能对个体产生明显影响。

2. 从性别因素来看

儿童时期,女童患者比男童患者病例比略低一些。特别要关注的是,儿童期经历过父母的离世、得不到双亲的关爱、受到亲人的虐待、极度缺乏安全感,甚至有性虐待经历及其他创伤事件(比如十分内向,朋友很少却偏偏失去最好的朋友)的儿童是抑郁症高发群体。因此需要特别关注这类孩子,尤其是男童。相反,成年人罹患抑郁症的男女比例约为1∶2。

3. 从人格因素来看

你身边有表现出这样特性的人吗?他对事情过分疑虑谨慎、力求完美,同时自我要求特别高,会用最高道德标准要求自己,为了工作不惜失去自己的朋友或者自己的乐趣,为了健康对自己的生活风格增加很多的限制。例如，他们会回避与人密切交往的社交活动和职业工作，他们比较容易有焦虑、强迫、冲动等情绪，这类人群较容易被抑郁情绪盯上。有研究表明，抑郁的人很多是聪明的、重情义的、有责任心的、为他人着想的、善解人意的。为什么这么好的人会被抑郁困扰呢？因为这类人能透过表象看到事物的本质，却无法接受现实的丑陋；这类人本性善良、崇尚清高，是典型的理想主义者，不屈服于现实，却陷入了美好的理想与丑陋的冲突之中而难以自拔。据调研，过于内向的人的疾病 90% 以上都和情绪有关。我们需要知晓，情绪是需要流动的，坏情绪不向外流动就会向内攻击自己，从而引发情绪障碍。

4．从社会环境因素来看

我们生活在社会的大环境下，什么事都可能发生，当一个人遭遇一些不如意的事情时，比如重要的亲人突然离世、生活中出现重大事件、经济出现状况、处理不好人际关系、离异、分居、丧偶等，抑郁情绪可能就会生发出来。抑郁情绪是一种正常的心理反应，偶尔的情绪低落，都是没有关系的，只要抑郁情绪在我们的掌控范围内，不被抑郁情绪所左右，它就还能起到积极的作用。但如果一两个月你还无法走出抑郁心境，甚至已经影响到你的睡眠、生活功能、社会功能，你就一定要多加注意了。

四、抑郁情绪 ≠ 抑郁症

人人都会有抑郁情绪，但不会人人都患上抑郁症，抑郁症患者一定有抑郁情绪。抑郁情绪其实是人主观上情绪压抑、悲伤沮丧的内心体验，给人的印象是脸部表情忧伤、愁眉不展，这种抑郁状态是可能自愈的。抑郁症的标准有多个方面，用专业语言可以表达为"三低"症状：心境低落、兴趣减少、精力下降；"三无"症状：无望、无助、无能；"三自"症状：自责、自罪、自杀。这也是抑郁症最主要的九条诊断条目，但专业的事还需专业的人做，抑郁症需要由专业的医生诊断，它是一种病，跟冠心病、糖尿病一样，是需要治疗的。

你知道吗？抑郁症诊断标准里这九个核心的要点，跟我们生活中的什么关联最强？是思想，或者说是观念，比如自杀观念、自我贬低评价等，这都跟我们用来表达的语言有关。语言是人类沟通的工具，但是它也可能成为痛苦之源。比如有的抑郁症患者，仅仅因为一个偶然的事件，比如一次考试没过或者事情没有做好，就给自己下一个定义：我真的很笨。脑海里这个"我很笨"的想法就可能让他产生抑郁情绪了。所谓内心的语言，常常表达的是头脑里的想法、念头，它们往往不是你能够控制的。大家应该都有这种体验，白天发生一件很尴尬或很窝心的事，晚上你在睡觉时，想让自己静下来，却静不下来，头脑里面的念头一直不停地翻转，想着白天发生的不愉快的事情。这时，头脑里面会产生一些不好的或自我否定的想法。如果不能从这样的思维模式里走出来，就可能会产生抑郁情绪。如果没有觉察，继续发展下去，对自己否定得越来越厉害、越来越深刻，最终就可能陷入抑郁症。

让我们进一步认识一下抑郁情绪和抑郁症吧。

（一）抑郁症与抑郁情绪如何辨别？

很多人把抑郁症当作一般的抑郁状态或是抑郁情绪，而不愿意去就医，导致自己的问题越来越严重，甚至陷入绝望。当然也有人把抑郁情绪、抑郁状态当作抑郁症，自己吓唬自己，给自己贴上标签，增加了不必要的心理负担，随后反而还加重了抑郁情绪，甚至导致了抑郁症。抑郁状态又叫抑郁情绪，它就像偶尔下雨，但很快就会雨过天晴；而抑郁症就像进入梅雨季节，绵绵细雨持续月余。从持续时间和严重程度上来区分的话，抑郁情绪持续的时间比较短，一般不会超过两周，症状很轻，不会有极端的行为和想法，一般也不会思维迟缓或行动迟缓，只是在那个状态下，它的情绪有点低落，通过自己的调整就能愈合，一般不影响正常的学习和工作；而抑郁症就不一样了，它持续时间长，会超过两周，其间情绪低落，睡眠也有问题，体重有明显的下降或者是明显增加，严重的还会出现一些社会性的退缩，如不吃不喝、不愿见人、精神萎靡，更严重的还会有一些极端的想法，甚至会付诸行动。

当抑郁情绪出现时，我们要学会躲风避雨，静等雨过天晴。当有了心理问题时，要及时调节，就像感冒咳嗽一样，喝点水保养一下自己的身体，吃点药，感冒咳嗽可能就会好了。如果你一开始不重视，任由它发展，就可能会发展到肺炎等重病。一般心理问题得不到解决，也可能演变成严重的心理问题甚至心理疾病。记住，当你感觉痛苦，又不愿意和朋友交流时，可以找专业人员聊聊，因为不是自助与互助永远能解决问题，必要时候就得寻求"专助"。

因此，我们要正确对待抑郁情绪，必要时及时寻求帮助，不要总觉得自己一个人可以扛过去。当你身心疲累时，不要勉强自己，找各种理由忽略自己内心的感受，请你多给自己一些关注、关爱和包容，把照顾自己放在第一位。

（二）抑郁症是怎样一种体验？

请问：你认为抑郁的反义词是什么？高兴？还是开心？其实是活力！没有活力的患者会有五大变化，让我们一起了解一下。其一是懒：无原因突然疲乏无力懒散无能，甚至连简单的工作或日常家务活都懒于应付。其二是呆：肢体上动作减少，行动呆木且被动，伴有思维迟钝、记忆力和注意力下降，理解能力和脑功能明显减退。其三是变：性格有明显改变，前后判若两人。其四是忧：情绪忧郁悲观、意志消沉、无信心和活力，有万念俱灰之感，心情压抑苦闷，对外界一切事物缺乏兴趣，并感觉有许多身体上的不适。其五是虑：多思多虑，焦急不安，胡思乱想，坐立不宁，或是一筹莫展常常自责、自卑。失去活力，虽感觉身体不适，但生理检查会显示他们在身体上是完全健康的。

我们来看一个生活中的真实案例。一位 16 岁的高三男孩，面对人时总是低着头，浑身蜷缩着，身体特别瘦，与别人交流时不敢抬头正视对方的眼睛。你能看到他的坐姿是肩膀夹紧的，双手交叉放在双腿的中间。其实罹患抑郁症的人身体是很紧绷的状态，但他自身对这种紧绷的感觉是不自知的。请他调整到跟我们正常人一样放松、舒服的坐姿，他无法做到，而且很快又回到了双肩夹紧、双手交叉的状态了。他说，调整坐姿只会让他感觉莫名紧张。在交流的过程中，他回避目光，要么盯天花板，要么目光呆滞地看着地上，说话的意愿不强烈。他显现的这些行为都符合抑郁症的临床表现。他的这种目光呆滞、社交回避、感觉感受的缺失、不愿跟人说话的状态，他自己是觉察不到的，正常的状态反而让他不舒服。正因为曾经历抑郁，所以他才深有体会。他想把这种体验告诉大家："你们认为舒服的状态，对于抑郁状态的人来讲可能恰恰相反。你们认为天空很蓝，对于抑郁症患者而言天空却是黑暗的；你们认为出去锻炼身体出出汗是很舒服很放松的一件事，对于抑郁症患者而言却是无比困难的一件事，所以请多给抑郁症患者一些理解和支持吧！"

（三）他这么乐观怎么会抑郁呢？

你知道吗？其实很多人在外人眼里是活泼、乐观、积极向上的，但一到晚上，他一个人时，就会莫名其妙地掉眼泪。为什么在别人看来，一个那么开朗乐观的人，还会有问题呢？实际上他的内心非常脆弱、非常孤独，甚至几乎到了崩溃的边缘。他仿佛戴着一个微笑的面具，面具背后却藏着一颗脆弱、孤独的心，我们称之为微笑抑郁。当他被困在这种情绪中时，他习惯性地戴上了面具，假装什么都没有发生，因为他既不想把这种负性情绪传染给其他人，给别人造成困扰、带来负担，也害怕一旦表现出来就会被别人认为很矫情、格格不入。然而内心的困扰并没有消失，他每天挣扎着假装自己没有事，结果越来越严重，这就是为什么有的人会在抑郁情绪中越陷越深。所以,面对这样的人群,首先就是要帮助他们建立起对自己的觉察,让他们知道自己已经生病了,需要积极地去求医治疗;要协助他们去表达,去直面自己内心的痛苦,而不是用微笑来掩饰,因为真实表达是很重要的,痛苦的时候要允许自己痛苦,悲伤的时候要允许自己悲伤。当你身边有这样的人,最重要的是帮助他们找到值得信赖的人,给予他们支持、认同、陪伴,只有这样,才能真正帮助他们走出微笑抑郁。

五、情绪调节的小妙招

焦虑是抑郁的伙伴,你听说过吗?据临床表现,大多数抑郁的人都伴有焦虑,但有焦虑的人不一定有抑郁。那么,针对抑郁和焦虑状态我们应该怎么做,怎么调节呢?这里有些小妙招与大家共享:

其一,当你大脑里有一种新奇的想法的时候,只要不违法,请你允许这种想法的出现。比如,冬天你忽然有一个想吃雪糕的想法,大脑的自动思维告诉你,"冬天天气这么冷,你怎么能去吃雪糕呢?"再比如,你特别想给一个朋友打个电话,此时大脑告诉你,"这个朋友你已经几十年没有和他交往了,你觉得你怎么去给人家打这个电话呢?"这很可能是你习惯的思维模式,请尝试先不要否定它们,允许它们的存在。

其二,当以上这些想法出现的时候,请你重点关注你身体的感觉和内心的感受。比如,当你想吃雪糕的时候,你可能感觉到你的喉咙有点干,你也可能会感觉你的心跳加速,还有可能会感觉你的身体有些前倾(想伸手去拿雪糕);当你想去给你的朋友打电话的时候,你可能感觉你已经坐不住了,已经要站起来了。在这个时候,你完全沉浸在自己的身体感觉和内在感受里,那就去启动你的能量吧。

其三,试着调整大脑的认知。当你体验了自己身体的感觉和内在感受的时候，接下来你就要转换大脑的认知，这也是最重要的一步，即不要急着去否定这个想法，但是你要做一个变化，比如从"你渴望给你的朋友打电话"到"你需要给你的朋友打电话"再到"你可以给你的朋友打电话"，让你大脑中的认知一步步地作出调整。

其四，行动。你可以马上下楼去买雪糕，你也可以马上拨通朋友的电话，去满足你的需要，去完成这个想法，完成的过程中依然体验身体的感觉和内在感受。

其五，当你完成这个想法的时候，请你坐下来，静静地体验此时此刻自己的感觉和感受；当你满足自己以后，你的心里是一种什么样的状态？你会发现你的焦虑、你的抑郁变得越来越少，因为你可以做自己的主人，你已经为你自己负责任了。

记住，只有当我们真正接受自己，当我们不再憎恨自我的某些方面时，我们才能真正改变。[①]

■ 拓展阅读

1. 罗伯特·戴博德.蛤蟆先生去看心理医生［M］.陈赢，译.天津：天津人民出版社，2020.

2. 戴维·伯恩斯.伯恩斯新情绪疗法［M］.李亚萍，译.北京：中国城市出版社，2010.

3. 岸见一郎，古贺史健.被讨厌的勇气："自我启发之父"阿德勒的哲学课［M］.渠海霞，译.北京：机械工业出版社，2015.

4. 卡伦·霍尼.我们内心的冲突［M］.王作虹，译.贵阳：贵州人民出版社，2004.

5. 李嘉修.沙发上的开心手术：心理师的心里事［M］.北京：世界图书出版公司，2016.

（上海市浦东新区进才实验小学　张爱菊）

[①] 莫妮卡·布里永.心理治疗如何改变人［M］.鲍轶伦，译.北京：人民邮电出版社，2021.

専題五

"社牛"还是"社恐"?

——谈谈人际交往

最难忍受的孤独莫过于缺少真正的友谊。

——弗朗西斯·培根

引 例

小林是一名大学二年级的学生，他自认性格十分内向孤僻，不善言谈，不会处事，很少与人交往。入学一年多来，他和班上同学相处很不融洽，跟同宿舍人曾经发生过几次不小的冲突，关系相当紧张。后来他搬出宿舍，与外班的同学在外租房。从此，他基本上不和同班同学来往，集体活动也很少参加，与同学的感情淡漠，隔阂进一步加深。他认为自己没有一个能相互了解、相互信任、谈得来的知心朋友，常常感到特别的孤独和自卑，情绪烦躁，痛苦至极，而巨大的精神痛苦又无处倾诉，因此长期处在苦恼和焦虑之中。

像小林这样深受人际关系困扰的人不在少数，他渴望朋友却难以融入集体。更有一些人，身边有很多朋友，却依旧觉得孤单。还有一些人为了获得友情，在关系中不断付出，最后仍难以收获一段令人满意的人际关系……

一、人际关系很重要

人类是社会性的群居动物，没有人可以离开社会而单独存在，人与人之间互相依存。正因如此，人类才能几千年来立足于世界，不断发展出灿烂的文明。正如荀子所说："力不若牛，走不若马，而牛马为用，何也？曰：人能群，彼不能群也。"

（一）人际关系的影响

人际关系具有力量，既可以带来好的影响，也可以带来坏的影响。新精神分析学派心理学家哈里·斯塔克·沙利文（Harry Stack Sullivan）认为：人生之初就存在于集体中，婴儿出生之后进入了由人和生活物品构成的世界。婴儿首先与照顾他的"母亲"建立了情感联系，后来与一切照顾他的人建立了联系。因此，从孩提时起，人就不是孤独的，而是处于一种复杂的、变动的人与人之间的关系中。沙利文认为，有力量的、健康的人都需要人际关系。

良好的人际关系能为我们带来诸多益处。一个人如果处在相互关心爱护、关系融洽的人际关系中，一定会感觉心情舒畅，并保持轻松愉悦、乐观开朗的状态。良好的人际关系能够促进人们共同协作，为完成特定的任务而齐心协力奋斗；能够促进人们之间的信息交流和信息共享；人们可以从友好协作的人际关系中吸取力量，增强信心。

三国时期的刘备就非常善于处理人际关系。刘备原本是一个其貌不扬，在大街上卖草鞋的小商贩，跟皇帝也沾不了多大的关系。后来就是靠着自己善于结交朋友、笼络人心，认识了骁勇善战的张飞和关羽。之后又三顾茅庐请诸葛亮做军师，最终成就了三国鼎立的霸业。刘备本来只是一个小商贩，走街串巷吆喝着卖草鞋，不会打仗，也不会带兵，但是却能把有识之人收在麾下。不得不说，拥有维持良好人际关系的能力非常重要。

相反，生活中处理不好人际关系的例子也有很多。比如一位同学，平时总认为自己比别人聪明，与其他同学在一起时趾高气扬，喜欢指手画脚，如果别人不接受他的意见，他甚至会发脾气。长此以往，同学们都对他敬而远之，这导致他在班级里很孤立，没有人愿意和他交朋友。其实这位同学心不坏，他太想帮助其他同学，而把自己的观点强加在别人身上，造成这样的后果，他心里也非常难过。

（二）人际关系的层次

每个人身处在社会中都会有人际关系，人际关系的好坏会影响你的幸福感，只有特定的、有质量的人际关系才能让人感受到幸福。

亨利·克劳德（Henry Cloud）在《他人的力量：如何寻求受益一生的人际关系》一书中，将人际关系分为四个层次，其中只有一个层次的人际关系能帮助你成长，而另外三个层次的人际关系却会削弱你的成就感和幸福感，甚至摧毁你的梦想、成就和健康。他所说的人际关系的四个层次为：

1. 没有连接关系的孤立状态

处在这个人际关系层次中的人，无法对其他人投入真正的情感，可能是他无法给予他人想要的社会情感，也可能是他无法接受他人的情感。人与人之间的情感交流是相互的，如果一方缺少共鸣，或者情感表达流于表面，就会让人感觉到自己未被倾听与接纳，也无法获得他人的情感支持。长期处于孤立状态的人会渐渐丧失交往的信心，在交往中表现出退缩。

处于第一层次的人往往有以下表现，觉得自己不如以前那般与他人联系紧密，更加孤立，与最关心的人疏远，与亲近的人发生冲突，失去耐心，生气，或者出现不想与人相处的想法；对人际关系丧失兴趣，感觉与人相处时索然无味；或者是对人际关系本身感到失望，有与他人失去联系的感觉。如果你的身上也出现了这些情况，那么你可能处在人际关系孤立的状态中，想想看有没有什么办法能改变现在的状况吧。

2. 糟糕的连接关系

糟糕的连接关系，指的并不一定是和品德败坏的人发生连接关系，而是指一种与人相处时的主观感受。比如当你接近某些人时，你会感觉到不舒服，或者感觉自己不够好，有低人一等的感觉，好像在这段人际关系中，是你做得不好，你出现了某些问题，不知为何，这个人或者这些人就是会让你感觉不舒服。

除了糟糕的感受之外，第二层次坏的影响，很可能是你对自己的能力表现产生怀疑和否定。你会更迫切地希望得到别人的认可，而不是关注自己的能力表现。你试图迎合别人的期望，得到别人的认可，开始把失败归咎于自己，认为生活中发生的坏事或不好的结果都是因为自己不够优秀。如果你发现自己在人际关系中丧失信心，那么你要警惕自己是否正处于人际关系的第二层次。

3. 看似美好的连接关系

处于第二层连接关系让你感觉不好，或者不是足够好，而处于第三层次的感受却恰恰相反，你的感觉非常好。当别人对你赞美甚至"恭维"时，你会非常享受这种"美好"的感觉，甚至有"完美"的体验感。因此你开始不断追求这样的连接关系，像上瘾一样，对这种感受的渴求越来越多，这逐渐成了你和他人形成连接的动力。可能你会非常享受这样的感觉，但这也会给你带来问题，你为了追求这样的关系连接，渐渐地将一切的负面消息挡在门外，只专心于自己希望听到的赞美，而这一切并非事实所有的真相。虽然你获得的感受都是美好的、快乐的，但这些终会散去，最终它们并不能满足你对于人际关系的需求。就像你获得的战利品总有光泽暗淡的一天一样，你会继续探索与他人真正的连接关系。

4. 真正的连接关系

在一段真正的连接关系中，你是一个完整的自我，你是真实的自己，你的所作所为完全遵从你的内心。这样的人际关系能调动你的思想、灵魂和热情。双方都是毫无保留、知根知底、互相理解、互相扶持的，任何一方的真实想法、感觉、信念和需求都可以安心地分享。

这样的人际关系就像人们熟知的伯牙子期高山流水的故事。相传在距今 2500 多年的春秋时期，楚国郢都（今湖北荆州）人伯牙非常喜爱音律，时常游历在山林江河之间采风。一个中秋之夜，清风徐徐，江面泛起了涟漪，伯牙一时兴起，便在船头抚起琴来。他将目光投向眼前的龟山，顿时感到心中情怀激荡，似高山群立一般此起彼伏，指下的琴弦也随之拨弄出绵绵之音。这时对岸的龟山上传来一声赞叹："真妙啊！这琴声就像巍峨的泰山一样，听得人心潮澎湃。"伯牙心喜，竟有人听出了他的琴意，转眼望着被清风撩动的江水，心中灵光一闪，便奏起了如流水般的琴声，这时他又想起大江的宽广和平日里的滚滚之势，转而又奏出了大江奔流的音律。"好！这琴声就像我眼前的大江一般，奔腾不息。"伯牙又听见了对岸那人的称赞，满心欢喜地撑起船向岸边靠拢。听懂琴声的人正是钟子期，他们畅谈甚欢，不知不觉天色微亮，二人相约一年之后再见。第二年中秋，伯牙再次来到龟山与子期赴约，却迟迟没见子期。最后他等到了子期的父亲，得知子期已经病逝，伤心欲绝之下，他将琴弦一一挑断，又举起琴身猛然摔下。后世用"知音"来比喻知心朋友，在这样的人际连接中，双方都是真实的自己，互相理解与支持，这才是真正的连接。

（三）人际关系与情绪

在人际交往过程中，情绪起着重要的作用。良好的情绪能帮助你与人建立良好的人际关系，同时，当你身处一段美好的人际关系中时，你也会感觉到身心愉悦。美国行为与脑科学专家丹尼尔·戈尔曼（Daniel Goleman）在《情感智商》一书中写道：从人的"大脑的成长"的探究中发现，人脑先有情感中枢，再慢慢发展出思维中枢。所以，思维往往难以抗衡情感。他说，每个人不但有情感大脑，还有理智大脑。一个思维、一个感受，人的每一个观念，都是这二者共同运作的结果。在绝大多数场合，情感与理智和谐相处，但是，当激情冲垮平衡时，情感大脑便占据上风，淹没理性大脑，这就是现实生活中人们在评论一些人的过激行为时所说的"感情用事""意气用事"。反观身边种种人际交往中出现的矛盾激化现象，都是理性被激情淹没所致。其实情绪的突然爆发，正是神经系统"短路"所致，其失控的最大特征是事后完全不知道自己当时到底出了什么事，而这种不愉快的情绪，只有靠你自己去调节。

二、"社恐"不是你的错

现在有一个有趣的现象，越来越多的人在介绍自己或者解释事情时，会给自己贴上一个"社恐"的标签，"社恐"似乎正在成为当下社会，尤其是年轻人中一个普遍的社会现象。所谓"社恐"，原本指心理学中的"社交恐惧症"。在这一症状下，个人会过分和不合理地惧怕外界的人以及社交情境，产生明显的焦虑、惊惧和自主神经症状。相对于心理学的定义，许多给自己贴上"社恐"标签的年轻人，往往是表明自己不擅长与人交往，或踏足需要展示自己的社交场合会尴尬，更习惯于独处，在社交时会感受到压力并且表现得比较紧张……

被"社恐"困扰的小林因性格内向等原因，不善与人交往，人际交往能力很弱，人际关系很差，基本上没有一个可以互相倾诉的朋友和伙伴。因为性格太过内向，他与老师和同学相处不太会表达自己的情感，对于参加集体活动也表现得不积极。此外，他性格腼腆，说话少，平时较为沉默，怕生，对于来家里的陌生客人都避而不见。

如果你也有像小林一样的情况，先别急着给自己贴上"社恐"的标签，这些情况可能只是由你怕生、性格内向所导致的。怕生的人一般属于内向性格，大多腼腆，不爱说话，不善于和人打交道，更喜欢独处。而这类人其实在人群中占到三分之一至三分之二，也就是说，每两三个人中间就会有一个人是腼腆并敏感的，之所以我们平时看不出来，是因为很多人刻意表现出一副十分健谈的样子。

怕生与个性有关，但这也是一种自我保护的天性。面对陌生人和陌生环境，你的防备心理会明显提高，也不会轻易地表现自己。所以，如果你觉得自己或多或少有些怕生，也不需要太过担心，你可以尝试以下的方法去应对这些情况。

1. 采用积极的心理暗示

很多时候你的害怕源于内心不相信自己。想要表现得从容淡定，就要勇敢地面对自己的恐惧，并从内心肯定和相信自己。给自己积极的心理暗示就是一个非常有用的方法。当你在人际交往中感到胆怯的时候，不妨在心里给自己加油打气，如"你很棒！""你会做得很好！"然后大胆地去和朋友交往，不要去想象那些可能出现的不好的情景，而是想象你和朋友相处融洽、交谈甚欢的情景。

2. 不要害怕自己会出错

每个人都会犯错，会害怕自己当众出丑，会害怕自己在朋友面前表现得不好，但这样的事情并不一定会真实地发生，就算发生了也不一定会造成你想象中的严重后果。比如，你在路上不小心当众摔了一跤，惹得路人大笑，此时你一定会觉得非常尴尬、无地自容，觉得所有人都在看你的笑话。但是，如果你换位思考一下，如果是你看到别人摔了一跤，也许过一会儿就完全忘记了这件事，这只是生活中的一个小插曲，非常微不足道。所以，不要害怕自己会出错，更不要因为可能并不会发生的事情，提前给自己增加心理压力。

3. 提前做好准备很重要

当你需要在大众面前有所表现或者发表观点时，你可能会因紧张焦虑而产生退缩的想法。对于学生来说，这可能是一次演讲，可能是一次表演，也可能只是大声说出自己的看法……面对这些情境，如何做到不"社恐"？提前做好准备是一个有效的办法。比如，当你要演讲时，你可以提前把内容写下来，反复练习，尤其是开头的几句话。往往顺利的开头，能帮助你适应众人的目光，平复你紧张的情绪，进而流畅地完成演讲。

面对不同的社交场景，你可以尝试很多办法去克服自己的恐惧，但如果这样的情况越来越严重，如你开始对社交场合和人际接触过分担心、紧张和害怕，即使这不是你的本意，你也知道这样的害怕是过分的、不应该的和不合理的，但仍然无法控制自己、无法战胜胆怯，你就应该及时寻求专业心理医生和心理咨询师的帮助。

三、人际交往有界限

孩子刚生出来是没有界限感的，每一个孩子都觉得自己和世界融为一体。但是随着不断长大，孩子就会发现，桌子角会把自己碰疼，疼哭后妈妈也不是每次都会过来安抚，去抓一个东西有时候也抓不到……这个时候，边界感就产生了。原来，妈妈就是妈妈，桌子就是桌子，我就是我，并不是所有东西都是随我的意愿而动的。伴随着边界感的产生，自我感也就形成了。边界之内的是自我，不允许别人随便动；边界之外是社会，也不是我能随便动的。所以人虽然是群体动物，但是每个人都以个体的形式而存在。好的人际关系，是在保持安全的边界范围内建立良好的关系，进行有效的沟通，一旦超出了边界就会出现问题和矛盾，你也会因此陷入人际关系的苦恼和痛苦之中。

（一）人际交往没有界限感的表现

在社会环境中，无论是谁都不可避免地与人打交道。然而，你的人际交往有界限感吗？如果出现了以下现象，说明你正处于人际关系的痛苦之中。

1．把自己的行为当作"拯救"

你生活中可能会遇到一些人，爱把别人的事情当成自己的事，这是人际交往没有界限感的典型表现。过度干涉，自以为是，认为自己是"拯救者"，他们会将帮助别人当成自己的责任和义务，认为自己是别人的"监护人"。在某些情境中，这是道德高尚合乎情理的做法，但在某些情境中，这就超出了人际交往的边界。例如，母亲尽心照顾婴儿，是因为婴儿暂时没有自理能力，但如果孩子长大成人后，母亲还是如同照顾婴儿般无微不至地照顾孩子，将会给孩子带来不利的影响，甚至对成年孩子的生活造成困扰。

2．过于强烈的控制欲

对人际界限不清晰的人通常会觉得自己比他人更了解他人自己，甚至想通过命令、贬低、威逼利诱的方式来控制他人。当他人的想法、情绪发生改变，想做某件事情的时候，控制欲强的人会靠近他，警告他的想法、情绪和行为是不正确的，不能这样做，应该照着自己给出的想法做。这样的行为令人反感，会导致两个人的交际毫无平等可言，会让被控制的一方感觉自己受到限制。

3．过于讨好

讨好的表现通常为渴望得到认可、鼓励和尊重，为此猜测对方的心思、想方设法地迎合别人的兴趣，不惜一切代价讨好对方，哪怕自己牺牲很多利益。在人际交往中，这样讨好别人，不顾一切迎合别人，只会让对方觉得你不懂得人际交往的界限，榨取你的价值后就会把你丢在一边，不闻不问，你想要的被认可基本无法讨要到。

4．窥探欲

这种窥探欲的典型表现就是：特别喜欢窥探别人的隐私，打听别人的个人信息，并因此感到兴奋。这种行为打破了人际界限，侵犯了别人的私人生活甚至是心理空间，是对他人的不尊重。与拥有窥探欲的人交往会非常没有安全感，因为你不知道哪天自己的隐私会暴露。

以上这些都是没有人际边界的表现，个体要避免与这样的人深交，与他们保持一定的社交距离，更要提醒自己，不要成为这样的人。

（二）感受自己的人际边界

在当今社会，科学的进步、互联网的普及拉近了人与人之间的距离，改变了人们的生活方式，交流方式也有了翻天覆地的变化。在这样的时代背景和社会环境中，你要学会重新审视自己的生活和行为，明确自己的人际边界来处理复杂的人际关系。要知道，你的界限是受你掌控的。在生活中，何时划清界限、怎样划清界限，这些都由你说了算。不妨尝试以下两个体验活动，来感受一下自己的人际边界吧。

1. 体验活动：可识别的现实边界

找一个你信赖的伙伴，两人面对面拉开较舒适的距离，一米左右即可。你停留在原位，感受一下舒适距离的远近。现在，让你的伙伴向你慢慢走近，一步一步地靠近你，每走一步停顿30秒。每次停顿时，你感受一下距离带给你的舒适度是否有变化。随着伙伴越走越近，留意你自己在何时感觉有些不自在了，感到自己的皮肤开始起鸡皮疙瘩，当你不舒服的感受达到极限，当你感觉到私人空间即将受到侵犯的时候，及时喊停，并请伙伴退后一步。在刚刚的过程中，你的身体在下意识地留意和另一个人之间的舒适距离，这就是可识别的现实边界。

保持人际边界的第一步就是控制好现实空间的社交距离。一般情况下，社交距离为1.2—2.1米，这样的距离体现了社交性和礼节性，是一般工作环境和社交聚会的标准距离。朋友之间的社交距离稍近些，为46—76厘米，刚好能互相握手、友好交谈。如果是更亲密的关系，那么社交距离也会因关系更紧密而离得更近。

2. 体验活动：想象你的心理界限

在人际边界中，一方面，现实距离是直观的表现形式；另一方面，在心理上还存在着心理界限。正常情况下，每个人都会有亲和动机，在这一动机的驱使下，我们会根据自己的接纳程度和对方的性格、人品、素质等因素，来选择和某个人走得近些还是走得远些，或是维持一个一般的距离。这个距离会根据个人目的、情绪状态、认可程度、相处时间、个人发展等的不断变化而自动变化，比如儿时的玩伴长大后成了陌路，新公司的同事几个月后就成了闺蜜，这些都是正常的变化。

请你尝试以下的方式，来感受你人际界限中的心理界限。

首先，坐在舒适的椅子上，深呼吸，闭上眼睛，让自己镇静下来，留意自己的呼吸。想象自己坐在一片广阔的领地上。这是一个晴朗的好天气，天空湛蓝，鸟儿们歌唱，脚下绿草茵茵。好好观察下周围的领地，看看自己在领地里的哪个地方。你站在那里，想象有一道界限出现在了你周围。这个界限是什么样的？有多宽？多高？你在界限里感觉怎样？现在，想象你的这片领地首先出现了你的家人，然后是朋友，之后是同事，最后，生活中与你关系或远或近的人都出现了。界限的位置没有变，只不过有些人在界限内，有些人则在界限外。再次留意下你在界限里的感受。谁离得近？谁离得远？尝试画一画。

回忆刚才自己在想象时的感受，或看着自己画的界限的图，思考以下问题：你在界限里时的感受如何？是感到安全，还是被困其中，或是孤独？当有其他人出现在你的领地里时，情况是怎样的？界限是否保证了你与他人的接触，还是过于紧密了？再看看这个界限，你觉得它足够完美了吗？如果有不完美，让你感觉到不舒服的地方是哪里？你想要做出怎样的改变？

人际边界这种概念听起来似乎是让你在交往中保持一定距离，但实际上，好的界限能帮助你建立和维持健康的关系，因为好的界限会让双方平等，互相关心，令彼此都感觉舒适。

（三）如何建立人际边界

边界感说起来简单，但在生活中实际的体验和建立却是很难的，只有需要不断地认识自己和体验自己的感受，才会逐渐建立起来。你可以尝试做出以下有边界的行为。

1．学会拒绝别人

当你拒绝别人的时候，你会担心别人生气，但对方是否生气并不是你能负责的。因为，每个人对事件的反应是自己内在主观世界的产物，是可以自己调整和控制的。你需要根据自己的感受和需要来决定是否拒绝别人。

2．不再接受别人的情绪

别人生气不等于你做错了，他的生气是他自己需要处理的情绪，你可以负责的是，在跟他互动的时候，决定是否换一种彼此都舒服的方式。当有人说，你把我气疯了，可能他就是那个容易被"气疯"的人，你能激起他愤怒的情绪，别人也能，他需要学会如何去处理自己的情绪。当然，必要的话，你也可以调整自己的一些做法，让彼此都处于较为平稳的情绪之中。

3．不把自己情绪的责任推给别人

当你不舒服的时候不等于别人错了，不要急着去否定、攻击别人。当你有情绪的时候，你可以表达情绪，但是不要把责任推给别人。比如有人说，都是因为你，我才这么痛苦，其实是他没有承担起自己情绪的责任。这会给对方很大的压力，甚至这种情感会绑架对方，这对关系本身是不利的。

4．交换观点

每个人都要为自己的想法负责，你不能把自己的想法强加给别人，别人也有自己的想法。你和他可以在彼此尊重的前提下交换观点，但不要试图去改变谁的想法和感受。

5．对自己的行为负责

如果有人欺负了你或者攻击了你，你不用觉得是自己太软弱了才导致别人攻击自己的，这本身是攻击者的错。当别人做错了什么事情，你不用去主动背上责任，觉得是不是自己做了什么，才让他们犯错的。一些常见的表达是："都是因为你，我才……这都是你逼我的……"这样的表达是对自己行为的不负责任。

人际边界体现在社会行为上，就是对另外一个人的想法、感受、情绪、行为保持尊重，不卷入其中，也不轻易评价、攻击别人；同时，为自己的想法、感受、情绪负起责任。在此基础上形成相互尊重、坦诚沟通、共同协商的关系。

四、成为"社牛"有技巧

人际交往是一个动态过程，而不是结果。识别人际交往中的心理效应，既可以帮助我们避开人际交往中的陷阱，也可以让我们巧妙地拉近和朋友的距离。郑应霞、甘琳琳主编的《人际关系心理学》一书中提到了五大心理学定律，我们在日常生活中能够经常用到，掌握这五大定律，能够帮助我们更好地处理人际关系。

（一）首因效应：良好的第一印象赢未来

首因效应，又称"第一印象效应"，指两个陌生人第一次见面时对对方的印象会对两个人之后的交往产生影响。

虽然不能说第一印象会对今后两人的交往产生持久的、难以磨灭的影响，但它真的很重要。我们在日常交往中，尤其是与别人初次交往时，一定要注意给对方一个良好的第一印象，如，来到新的集体第一次见到同学，毕业后参加工作面试。第一印象主要是依靠言行举止、面部表情、衣着打扮等，来判断一个人的内在素养和个性特征。初次见面时，一声温馨的问候、一张甜美的笑靥、一身得体的服饰、一个优雅的举动，都能给对方留下美好的第一印象，而且这种良好的印象将会影响你们进一步的互动。

因此，在交友、求职、谈判等社交活动中，你可以充分利用首因效应，将自己最美好的一面展示给对方，为日后进一步的深交打下良好的基础。

求职面试经常会遭遇碰壁现象，那如何加深第一印象、减少挫折、获得理想的工作呢？有一位新闻系的应届毕业生去报社应聘时就动了点小脑筋。当他到某报社应聘时，总编连续拒绝了他三次，说不需要记者，不需要校对，现在什么空缺也没有。他一如既往地笑着说，那你们一定需要这个东西，说完便机敏地从公文包中拿出一块精致的小牌子，上面写着"额满，暂不雇用"。总编看了看牌子，被他的执着给逗乐了，微笑着点了点头，说："如果你愿意，可以到我们广告部工作。"这位大学生通过自己制作的牌子，给总编留下了美好的第一印象，从容机智乐观自信的表现，为自己赢得了一份满意的工作。

（二）近因效应：让近期表现更胜一筹

在人际交往中，对他人最近、最新的认识会占据主体地位，从而掩盖以往形成的对他人的评价。心理学上将这种心理现象叫作"近因效应"。近因效应是指在总体印象形成的过程中，新近获得的信息对人们认知的影响远远大于以往所获得的信息。

近因效应是美国心理学家卢钦斯（Abraham S. Luchins）通过实验得出的结论，其中最著名的是关于吉姆印象的实验。卢钦斯编写了两段文字，用以描写一个名叫吉姆的男孩的生活片段。一段文字将吉姆描写成热情外向的人，另一段文字则把他描写成冷淡内向的人。接下来，卢钦斯将重新组合后的两段文字分别给不同的被试者阅读。第一组，描写吉姆热情外向的文字先出现，冷淡内向的文字后出现；第二组，描写吉姆冷淡内向的文字先出现，热情外向的文字后出现。实验结果表明，先呈现的信息较后呈现的信息有更大的影响，即首因效应的作用较大。但是，当实验者强调不要受到第一印象的影响，并且两段信息的提供有间隔时，结果就与前面相反了，这个现象就是近因效应。

罗曼·罗兰（Romain Rolland）曾说过："交朋友不是让我们

用眼睛去挑选那十全十美的，而是让我们用心去吸引那些志同道合的。"最近的印象往往是最清晰、最深刻的印象，却不一定是最全面、最正确的印象。

近因效应提醒我们，在人际交往中要特别注意近期的表现，保持一直以来树立的良好形象。特别是在面对老朋友时，要认真地对待每一次的交往，千万不要因为自己一次出格的行为，毁了多年培养起来的深情厚谊；与朋友发生矛盾时，要等到彼此心平气和的时候，再促膝而谈，倾听各自内心的真实想法，避免多年的友情毁于一旦；在临别之际，给予朋友美好的祝福，即使你们曾经有过嫌隙，也许会在这一刻冰释前嫌。

（三）相悦定律：多说我好喜欢你，让他（她）更喜欢你

相悦定律，是指人与人在感情上的融洽和相互喜欢，可以强化人际间的相互吸引。也就是说，影响一个人是否喜欢另一个人的重要因素是，对方是否也喜欢自己。"相悦定理"在人际交往中起着重要的作用，因为人们往往喜欢那些喜欢自己、能够给自己带来愉悦的人。

一个心理学家曾做过这样一个实验，用以证明人们在"美言"面前的反应。心理学家将被试者分为三个小组，让他们分别听到另外一个人对他们的评论，这些评论来自想要得到他们帮助的人。第一组听到的全部是赞美之词，第二组听到的全部是负面的评论，而第三组听到的是好坏参半的评论。实验结果表明，尽管完全明白评论者有求于他们，正面的评论不一定都符合实际情况，但被试者仍然喜欢那些称赞他们的人。这说明，"好听的话"能给人带来愉悦的心情，引起对方的喜爱。

在人际交往中，所有人都希望自己的言行品貌能够获得他人的认可和欣赏。对方的良好评价能让你获得社会交往和自尊的满足，从而使你产生愉悦的心情，你也会以相应的友好态度回报对方，于是彼此间的情谊便会更加深厚；相反，对那些厌恶你的人，你也同

样厌恶他。

乔·吉拉德（Joe Girard）是世界上最伟大的销售员，他成功的秘诀就是让顾客喜欢他。为了得到顾客的喜欢，他每个月都会给顾客寄问候卡片，上面只有这样一句话——I like you! 正是这样一种不可思议的方法帮助乔·吉拉德平均每天卖出 6 辆车，使他年收入超过 20 万美元，创造出连续十二年销售第一的奇迹，被吉尼斯世界纪录誉为"世界最伟大的销售员"。你别小看这么一句话的作用，它能使对方知道你在想什么，如果缺少了这么一张卡片，即使你真心喜欢、感谢你的顾客，对方也不会知道。

（四）改宗效应：敢于得罪人，不做老好人

美国社会心理学家哈罗德·西格尔（Harold Sigall）通过研究发现，当一个观点对某人来说十分重要的时候，如果他能用这个观点使得一个反对者改变其原有意见而和他持一致观点，那么他更倾向于喜欢那个反对者，而不是一个自始至终的同意者。简而言之，人们喜爱那些在自己的影响下改变观点的人，甚于那些一向附和自己观点的人。

人们通过和某人辩论使某人改变观点，从而感觉到自己是有能力的且拥有成就感的，这一发现被称为"改宗效应"。很多人信奉交际要圆滑、玲珑的论调，他们认为要想有人气，就要做交际圈子里的老好人。所谓的老好人，就是在团队里和稀泥的人，他们的口头禅就是"好，好，好"，无论你说什么，都会发出赞同的声音。但根据改宗效应，这种"你好、我好、大家好"的老好人并不会真正得人心。这类没有主见的人充其量就是初步交往的对象，并不值得进一步深层次交往。

"嗯，这个意见不错。""你说什么就是什么。"这些就是老好人的口头禅。不管你说什么，他都会做出应和的举动，以此迎合你的观点。他奉行着"多栽花少挑刺"的理论，表面上与人为善，暗地里自有一套想法和做法。开始，周围的朋友都认为他很好相处，可是

几次之后，大家对他有了新的印象。交际圈的朋友一致认为，"老好人"凡事"好，好，是，是"的态度给大家留下一种没能力的感觉。

心理学家已经明确指出"改宗效应"对人际关系影响十分重大，老好人的做法在如今的社会行不通。相反，那些敢于直言，勇于提出自己观点的人更容易给他人留下良好的印象。所以说，人际交往中不要忽略"改宗效应"的存在，它无时无刻不在影响着人的心理。

（五）犯错误效应：偶尔犯点小错让你更有吸引力

生活中常常有很多这样的例子：一些在各方面都表现优秀、几乎完美无缺的人，往往在人际交往中不太讨人喜欢；相反，那些虽然很优秀，但偶尔会犯小错误的人却深受人们的青睐。这种现象在心理学上被称为"犯错误效应"，也叫"白璧微瑕效应"，即小小的错误反而会使有才能者的人际吸引力提高，白璧微瑕比洁白无瑕更令人喜爱。

曾经有一位深受学生喜爱的老师，将上课的内容提前记在脑子里，上课时口若悬河，滔滔不绝。他看似信手写就的板书，在下课铃声响起时却呈现为一幅堪称完美的版面。学生们为他高水平的教学所折服，将他"封神"，认为他完美得高不可攀。有一次，这位老师讲课讲到一半时突然停下，对学生说："我一下思维中断了。"片刻后，他拾起话题继续上课。"他不是神，他也是人，太正常了。"学生们对他的尊敬不减，反而多了对他的亲近，也增加了对自己的信心。

社会心理学家艾略特·阿伦森（Elliot Aronson）设计了这样的实验：在一次竞争激烈的演讲会上，共有四位选手，其中两位才能出众、不相上下，另两位才能平庸，才能出众的选手中有一位不小心打翻了桌上的咖啡，才能平庸的选手中也有一位打翻了咖啡。实验结果表明：才能出众而犯了小错误的人被视为最有吸引力，才能出众而未犯错误的人吸引力居第二位，才能平庸而犯同样错误的人最缺乏吸引力。

法国著名作家罗曼·罗兰曾说："人类的一切活动,其实就是心理的活动。"所以,对心理活动的观察与分析,能够帮助我们解读内心、剖析人性,进而有效主导人际关系的脉络。在生活中善用这五种人际关系心理学效应,一定能帮助你改善人际关系,成为受欢迎的人。

■■ 拓展阅读

1. 亨利·克劳德. 他人的力量:如何寻求受益一生的人际关系 [M]. 邹东,译. 北京:机械工业出版社,2021.

2. 尹智程. 人际交往心理学 [M]. 北京:当代中国出版社,2019.

3. 珍妮·米勒,维多利亚·兰伯特. 掌控分寸 [M]. 尹晓红,戴佳,译. 北京:中国友谊出版社,2019.

4. 赵广娜. 图解每天懂一点人际关系心理学 [M]. 长春:吉林文史出版社,2017.

5. 心静. 晕轮效应 [M]. 北京:中国水利水电出版社,2021.

（上海市浦东新区张江高科实验小学　倪晰娇）

専題六

谈性色不变

——谈谈性教育

性贯穿人的一生，在不同年龄阶段有着不同的表现，却总是与个体的生理、情绪和认知成熟度息息相关。

——《国际性教育技术指导纲要》

引 例

2015 年，中国教育科学研究院在我国四个城市，对超过两万名家长和他们的孩子做了一次关于家庭性教育情况的调研，试图研究到底是什么阻碍了家长对孩子进行性教育。调研发现：半数以上的家长认为，是"不知道性教育教什么，也不知道怎么教"导致了他们没有对孩子进行性教育；还有超过四分之一的家长认为，自己不好意思和孩子开口谈性，觉得孩子太小，没必要知道这么多。[①]

在性教育的问题上，很多人会有"顺其自然"的观念，认为孩子长大了自然就懂了，不需要家长特别去做什么。这种"顺其自然"有着一定的现实原因，很多成年人本身从来没有接受过性教育，也一样好好长大了，就会觉得这样的"顺其自然"也不错。会这样想的人，可能还没有意识到，以前的人普遍信息来源简单，孩子接触什么也比较好把控，但是现在环境变化非常快，五年或十年

---

① 胡佳威. 重要的"性"，影响孩子一生：41 个常见性教育问题解析 [M]. 北京：中信出版集团，2020.

就已经天翻地覆了；互联网的信息也纷繁复杂，就算是正常使用手机电脑，也会遇到不小心跳出来的有性暗示意味的小广告，那如果孩子们遇到这样的情况，该怎么面对呢？他们能客观看待、得当处理吗？

当然，标题说"谈性色变"，其实大家的观念也都与时俱进了，出现"谈性色变"的情况也在减少，也都知道性教育的必要性和重要性。现在的问题是，家长都认为性教育很重要，却不知道如何与孩子坦然地谈性。其实这很正常，成年人在自己小时候也很少接受这方面的教育，加上社会环境中很多人仍然觉得性是不能随意谈论的，时间久了就会不自觉地回避"性"的话题。但是不管是哪个时代，只要每个孩子都在成长，对"性"就会产生好奇，而且这种好奇还会随着年龄增长一直变化，有关"性"的话题会越来越不可逃避。也就是说，没有性教育，孩子肯定也能长大，只是可能会因为试错而付出代价，甚至有时候代价还不小。有了合适的性教育，孩子就会更健康、更美好地成长。

一、把性教育融入日常生活

从一个特别老套的问题开始吧！

如果有孩子问你："我是从哪里来的？"你会怎么回答？

你可能会说："都什么年代了？我肯定直接跟小孩说，每个人都是爸爸妈妈生的呀。"

没错，现在人们文化程度普遍提高，"你是从垃圾桶里捡来的"这种说法已经过时了。但是现在的孩子也普遍聪明了，他们接触的信息多，除了"我是从哪里来的？"这种问题，他们还会进行花样百出的"提问"。

我们再来升级一下测试：

一个 5 岁的孩子问："每个人都是妈妈生出来的，可是我到底是从哪里生出来的呢？"

一个 8 岁的孩子问："我知道精子和卵子结合就能生出小宝宝，那么精子是怎么找到卵子的呢？"

一个 12 岁的孩子说："安全套是什么东西？我们班同学说在外面发现了使用过的安全套……"

一个 17 岁的孩子说："我怀疑自己是同性恋……"

现在的孩子都特别敢说敢问，如果遇到这些问题，大概很多人的反应除了惊讶，就是尴尬了。仔细想想，这样的问题好像都懂，但一张口，又不知道要跟孩子从何说起，且究竟该讲到什么程度呢？

当然，这些问题的回答方式多种多样，也没有一个标准答案。但只要是成年人，都会有一个非常一致的感受：尴尬。为什么我们大多数人都会谈性色变呢？小时候，大多数人没有接受过正确的性教育，家长、老师直至整个社会的态度就是避而不谈。每个人都在这种环境之中，潜移默化地习得了这样的准则：性是不能被谈论的，是羞于启齿的。大家都在这种潜移默化下长大，一代又一代人，性的话题慢慢变成了一种特殊的禁忌。要打破这种禁忌实在是太难了，两个成年人谈话都不好意思正儿八经地谈论性，更何况是面对一个孩子呢？

所以我们要把性教育当成和其他任何一种教育一样——既普通，又必要。一个孩子，要学习怎么吃饭走路、学习怎么和人相处、学习安身立命的本领，同样也要懂得什么是性、什么是责任。事实上，任何年龄的孩子都会问出一些和性有关的问题，这是人在成长过程中自然而然产生的。那么性教育就更加要成为日常教育的一部分。

有些家长平时没有意识进行性教育，一旦孩子出现一些和"性"有关的状况，或者一听到某些社会新闻，就左右为难：一方面犹豫要不要教，总觉得孩子小，不需要懂太多，怕孩子懂得太多"变坏";另一方面不知道怎么教,怕"正作用"抵不住"副作用",担心自己把孩子"教坏"。

有些人还存在认识上的误区:有人认为性教育的时间是青春期发育之后,孩子小的时候不需要性教育,反正什么都不懂,说多了反倒越来越好奇;有人认为性教育的方式就是在某一个时刻,正襟危坐,严肃地对孩子说:"孩子啊,你长大了,今天我要告诉你一些平时没有说,但是又非常重要的话……"

其实,性教育的关键在于态度和观念的改变。想象一下,有一天,父母在面对和性有关的问题时,不再是遮遮掩掩吞吞吐吐,而是自然而然地讨论,那么孩子在遇到与性有关的问题时,也就不再感到害羞,不再害怕被骂。真希望所有人对性教育不再特殊对待,谈到性的话题不再如坐针毡,不再一脸严肃,而是云淡风轻。

二、儿童期的性教育

当然,让性教育变成日常话题,需要从儿童期开始,慢慢努力。

说到儿童,通常能够想到的词是天真烂漫、童言无忌。正是因为童言无忌,孩子们才会问出各种各样奇奇怪怪、天马行空的问题。

有个孩子家里养了宠物。有一天他问了这样一个问题:"狗狗也要穿尿不湿吗?为什么她要穿那么长时间的尿不湿呢?"养狗的人都知道,狗狗也是有生理期的,而在孩子眼里,这就是很奇怪的事情了。

有个孩子看到妈妈来月经,很担心地问:"妈妈,你流了那么多血,是不是要死了?"妈妈觉得又尴尬又好笑,既要安抚孩子幼小的心灵,又苦恼于怎么和孩子解释这个问题。

有个孩子一直很爱看书,也很爱思考:"妈妈,我到底是从哪里生出来的呢？我能看看那个地方吗？"

不难看出，这些问题首先会让人感觉特别好笑。如果孩子的问题让你觉得好笑了，这恰恰说明孩子还处于纯粹好奇宝宝的阶段，这就是把性教育日常化的最好时机，也是我们要特别珍惜的"窗口"。如果这个时期能够坦然地回答孩子的问题、满足他们的好奇心，就能为以后的教育打下基础，以后孩子不管成长到哪个阶段，只要有好奇有疑问，就会敢于去探索去提问。如果大人的态度是坦然的，孩子的态度自然就会"端正"了。

（一）掌握好性教育的时机

经常会有人问，究竟几岁开始性教育比较好呢？究竟讲哪些问题比较好呢？讲得少了怕孩子打破砂锅问到底，讲得多了怕孩子听不懂，反倒被误导。

最好的时机没有标准答案，每个孩子的成长都存在个体差异，从身高体重的增长，到语言、智力的发展，都有着明显的个性差异，性心理的发展也不例外。有的孩子可能 3 岁就会问"我从哪里来？"，有的孩子可能 8 岁就懂了"动物和植物有着不同的繁殖方式"。并且，随着孩子的成长，你会发现他的问题并不是一次性就问完的，随着人的认知能力越来越强，他们问的问题也会越来越有深度。刚开始他可能只是问"我从哪里来？"，当得知自己是从肚子里来的时候，他就不会再问下去了，因为他的认知能力只到这里，过几天可能就忘记这回事了。过了一段时间，他可能开始好奇"我是怎么生出来的"，琢磨几天就忘记了，可能再长大一些他又会开始好奇"我是怎么进去的"。

在孩子问出问题的那一刻，就是最好的时机。请珍惜这个来之不易的时机，满足孩子的好奇，同时也让他知道，和性有关的问题并没有那么特殊。问出"女生为什么没有小鸡鸡"和问出"树叶为什么秋天会变黄"，本质上并没有差别，你只需要鼓励孩子的好奇心，并和他一起寻找答案就是了。

（二）用科学的方式谈性

先从一个小问题开始：你自己出生的时候，是剖腹产还是顺产呢？如果你是大人，你家孩子是剖腹产还是顺产的呢？

这个问题好像和性教育八竿子打不着，但是由于现在剖腹产的人特别多，很多妈妈在交流的过程中就有一个特别有意思的现象。

孩子会问："妈妈，我从哪里来的？"

父母的回答一般都没啥差别："你是我生的呀。"

孩子通常会很好奇："那么我是怎么生出来的呢？"

剖腹产的妈妈们都特别坦然："你是从我肚子里出来的，你看，这里有个疤，就从这里出来的。"

而顺产的妈妈们，则集体语塞了。

还有一个很特别的妈妈，她明明是顺产，但因为做过其他手术留下一个疤，她就故意指着肚子上的伤口，和儿子说："你是从妈妈肚子这里剖出来的。"

你猜她为什么要这么说？

这位妈妈说："如果说顺产，我儿子肯定要问到底呀，那我该怎么往下解释啊，万一他还要看看生出来的地方呢？"

我们能够感受到这位妈妈的不易，如果有下次机会，希望这位妈妈可以坦然地和孩子说："你是我生出来的，出生的地方叫产道，也叫阴道。"

我们总是会忘记，"性"这个字，不仅和两性行为有关，而且和生命有关，和性别有关。在一切都是好奇使然的情况下，面对孩子的提问，千万不要用各种理由骗孩子，最好是实事求是地、科学地引导孩子。如果你一头雾水，那就从孩子都喜爱的动物开始吧，可以在看动画片的时候，也可以在看儿童绘本的时候，自然而然地和孩子讨论问题，既可以完美地化解尴尬，还可以让孩子学到不少知识：植物、动物是怎么来到这个世界的，人是怎么来到这个世界的……一举两得的事情，谁不想试试呢？

（三）游戏中的性教育

孩子都爱玩游戏，游戏是孩子探索世界的重要途径，这是所有人的共识。当孩子有了性别概念时，就会玩一些性别游戏，比如结婚游戏、男女生亲亲的游戏。家长看到孩子玩游戏，一定是很鼓励的，因为大家都知道孩子的好奇心特别珍贵，可是当这种好奇心展现在性方面时呢？

见到孩子模仿大人做出一些亲密行为，如亲吻、拥抱等，有的家长马上会阻止，更有甚者会对孩子进行一番打骂。其实孩子只是正常地表现好奇心：男孩女孩竟然不一样，他们到底有什么不同呢？而父母对孩子这方面的好奇心却非常小心，希望孩子永远不要触碰。这时候，我们仿佛忘记了这只是游戏，眼中只剩下和性有关的内容。这种做法反而会让孩子形成了一种错误观念：只要是异性朋友，就不能有任何亲密行为，这是不好的，会受到惩罚。

孩子一个人，也会和自己的身体玩游戏，有时是和小伙伴之间，互相让对方看一看或者用手摸一摸自己的身体。孩子的游戏通常都很简单且富有创意，想象一下你看到这样一幅画面：炎热的夏天，三个小姑娘一起玩耍，一开始她们只是在玩水，把水倒进各种容器中；后来，她们让水一滴一滴地滴到手上、脸上、身上；不知道是谁提议的，她们互相把水滴到生殖器上玩。

看到这里，你是不是心头一紧？有的人看到这种情况，可能马上把孩子拉到一边训斥一顿，也许还会激动地批评孩子"不知羞耻"。事实上，几个女孩玩过这个游戏，不觉得有什么特别的，之后可能很快就忘记了。

所以，还是希望家长们对待孩子的游戏，不要太"草木皆兵"，而要让孩子"自然而然"地习得性知识，就算感觉有些游戏不妥，也应该从讲卫生的角度去和孩子解释。用孩子的眼光去看待，用坦然的态度去接受，孩子们自然会感受到性不是"羞耻"的，而是"正常"的。

三、青春期的性教育

劳伦斯·斯滕伯格（Laurence Steinberg）博士在《青春期：青少年的心理发展和健康成长》一书中对青春期进行了这样的定义：青春期是由一段不成熟的儿童期进入成熟的成年期的成长阶段，这个阶段长达十年。我们把青春期粗略地定义为生命过程中的第二个十年，把青春期看成从 10 岁到 20 岁出头这样的一个阶段。青春早期的主要任务是随着身体的第二性征开始发育，需要学会接纳和适应身体出现的变化；青春中期的主要任务是随着性器官进一步发育成熟，要能够接纳身体的性唤起和性感觉，学会排解性压力；青春晚期的主要任务是形成并稳固性价值观，为未来的爱情和婚姻做好心理准备，这样的过程使性的发展逐渐更加成熟。[①]

青春期的孩子，最怕的事情就是家长和老师说"我说这些都是为你好"。他们身体发育迅速，独立性增强，认为自己已经长大，形成了自己的性观念。他们已经在自由成长的道路上奔跑了很久，甚至认为父母还没自己懂得多，不屑于和父母讨论性方面的问题。

所以和青春期的孩子沟通任何问题，都要从尊重、理解开始，有好的亲子关系为基础，孩子才愿意听你说话。就算是性教育，也不能搞任何特殊，不能一厢情愿地认为孩子小，什么都不懂，就一切都要听大人的。如果你没有了解这个时期的孩子想知道什么，了解他们会遇到什么困扰，他们又怎么会接受你的关心和教育呢？

（一）青春期性教育，从关心身体生长发育开始

最近几年在中学生特别是女生当中有个非常明显的现象，很多女生都有外貌焦虑和身材焦虑。很多小姑娘，都喊着自己太胖了，甚至部分看起来高高瘦瘦的小姑娘也这么觉得。当然，大众传媒对

---

① 胡萍.善解童贞 2：6—13 岁孩子的性发展与性教育［M］.南京：江苏凤凰科学技术出版社，2016.

孩子的影响不可忽略，但是那么多孩子都关注身体的问题，肯定也有身体发育带来的一系列心理变化让有些孩子难以接受、无所适从的原因。

外貌和身材给孩子带来的影响都这么大，更别提那些隐秘的、由第二性征发育带来的困扰了。有关性的困扰，孩子不会跟不熟悉的人提及，需要父母在家庭中多加注意。

其实给青春期的孩子普及生理卫生知识并不难，难的是引导他们阳光自信地接纳自己的变化。孩子们需要知道自己的身体会在什么时候发育，当他面对身体变化的时候，知道如何才能不紧张、不害怕，当他身体发生变化的时候能理解"哦，我这样是很正常的，也是很美好的"，知道应该如何照顾自己、爱护自己。

再说说中学校园里发生的小事吧。刚刚经历月经的女生，不小心弄脏了凳子，自己已经不知所措，还可能被男生嘲笑。男生是无意的，因为从来没有人和他提过这种时候应该如何表示尊重。夏天体育课上，有男生因为穿的衣服不合身，露出隐私部位的轮廓，而被别人嘲笑；也有女生因为身体发育穿衣不适，不愿参与任何运动……

这些问题看起来不起眼，却会对孩子产生巨大的影响。如果家长一时之间不知所措，不知从何谈起，那么就从和孩子聊学校生活开始吧，聊一聊卫生习惯的问题，聊一聊学校里尴尬好笑的事情，这样你就可以谈到身体保护，再问问看孩子都有哪些困扰，慢慢过渡到性观念的讨论。

其实，重要的不在于我们教给孩子什么，而在于在聊天过程中表达对孩子成长的关心，展示出对孩子的尊重，体现出彼此可以谈论一切话题的态度。孩子感受到包容和开放了，自然会放心倾诉。

（二）和青春期的孩子沟通，第一要义是"坦诚"

青春期是学业的关键时期，也是亲子关系容易受到挑战的时期。如果孩子在异性交往方面有一些风吹草动，考虑到对学业的影响，家长们恐怕会更加焦虑，也就特别容易把性教育当作洪水猛兽。

你肯定又会说，青春期男生女生出现相互吸引很正常，不能贸然制止。那如果孩子把握不好度，有了身体的接触呢？这个时候，你还能坦然和孩子谈论性的问题吗？和青春期的孩子谈性本身就具有挑战性，很多家长表示，能和孩子正常聊天 10 分钟就已经很好了，日常沟通都很难，还要去讨论这种"尴尬的话题"？

有这么一个家长，无意间发现自己的孩子在网上和人聊天，疑似在谈恋爱，聊天内容还有一些模仿成年人的语言。这个家长一下子就慌了，完全没了方向。和孩子挑明吧，是自己偷看手机在先；忍住不说呢，实在是担心这样下去孩子会早恋，影响学习，更怕有不合适的性行为出现。

面对这样的问题，首先要做到的依然是坦诚。不要着急开口说教，而是先和孩子道歉，承认偷看手机的错误，接下来如实告知孩子："看到你手机里的信息，我很震惊，也很慌张，不知道该怎么办。"你甚至可以向孩子示弱，承认自己确实也没有受过性教育。展现一个真实的父母，反倒会赢得孩子的信任。孩子看到父母也会慌张，心态放松下来，反倒会滔滔不绝地向你卖弄他的知识。也许他会告诉你年轻人中的流行趋势，告诉你现在的网恋是怎么进行的，告诉你一些网络用语的特殊意义……当你了解了孩子的世界，破除了尴尬，接下来你就可以坦然地和孩子聊任何话题了。

（三）和孩子共同学习新名词——"爱的表达"和"性的表达"

青春期的孩子，绕不过去的就是异性交往、恋爱的问题。随着社会发展、思想进步，大家也都接受了青春期男生女生之间会互相喜欢，有懵懂的感情不会一味地去制止。但是家长普遍担心孩子在面对美好的感情时，把握不好异性相处的度，超越界限，有性方面的接触。

这里向你介绍两个词："爱的表达"和"性的表达"。这两个词是胡萍老师在《善解童贞 2：6—13 岁孩子的性发展与性教育》一书中提到的。我们在看电视的时候，如果看到电视里恰巧出现了亲密镜头，儿童会好奇，会觉得好玩；青春期的孩子看到，会装作没看到；大人如果在孩子在场的时候看到，会感到尴尬。这些，其实就是因为我们分不清什么是"爱的表达"，什么是"性的表达"。

我们中国的传统文化中极少直接表达爱，一直羞于用身体接触进行爱的表达，对孩子可能还有拥抱亲吻，等到长大了，特别是成年人之间几乎很少公开以身体接触去作爱的表达了。不信的话，你回忆一下，是不是极少看到父母亲人之间有身体接触？

其实，亲密行为比如拥抱、接吻，有时候是在表达爱，有时候是在表达性。儿童从亲密镜头里只看到了爱，所以儿童坦然；青春期的孩子从中看到了爱，好像也看到了性，他们还拿不准该怎么反应；而成年人，从公开的亲密镜头里很容易只看到性，而忽略了这些行为也可以是爱的表达，所以会本能地尴尬。

现在的社会更加开放、包容，走在大街上，你也能看到很多人用拥抱表达爱意。对孩子，也可以用拥抱表达感情。

区别"爱的表达"和"性的表达"的关键点在于男女在身体接触时是否有性冲动和性唤起。如果没有，就是在表达爱；如果有，就是在表达性。比如亲吻，有的亲吻仅仅表达了爱的情感，而如果在亲吻的时候伴随有性冲动的行为，这个亲吻就是在表达性。[1]

很多家长对于孩子青春期"早恋"过度紧张，就是在担心"性的表达"。其实适当的身体接触是人们表达情感的重要方式，青春期的孩子，只要学会区分"爱的表达"和"性的表达"，在看到"爱的表达"的画面时，从中学习人类表达爱的方式，在看到"性的表达"的画面时，尽可能少接触。

同时，孩子们也要知道，有这样一种可能：随着身体接触，"爱的表达"和"性的表达"会同时出现，这个只有身在其中的人能够

---

[1] 胡萍.善解童贞2：6—13岁孩子的性发展与性教育［M］.南京：江苏凤凰科学技术出版社，2016.

意识到。只有清楚地了解了这些，才能自由地用身体表达情感，同时适当地保护自己，甚至在遇到类似性侵的危险时，准确识别性侵者的意图。这种区分和自我保护的能力，才是性教育中应该传达给孩子的智慧。

（四）发现孩子看色情相关的书籍、电影，要坦然应对

有位家长，发现孩子手机里翻看过的网页，封面是两个裸体男女的画面。家长惊慌失措，等到孩子放学回家后，严厉制止，给孩子讲解了其中的危害，并严厉要求他以后不可以再看。可是这位家长后来发现，孩子并没有遵守约定，还是有偷偷搜索。家长非常苦恼："他为什么这么小就对性产生好奇？他是不是比较早熟？他会不会比较早就有了性冲动啊？"

根据家长的描述，这个孩子平时和家长相处融洽，性格脾气都很好，出现这样的情况实在很奇怪。后来孩子坦言："其实我一开始只是无意点开的，想看看是什么样的，但是还没有看就被妈妈发现了。妈妈越不想我看，我就越忍不住好奇。"其实这位家长平时和孩子沟通都非常好，也很尊重孩子，但是这件事情妈妈表现得一反常态，没有问孩子来龙去脉，也没有倾听孩子的心声，就给予严厉批评和制止，这种情况下她的阻止不仅没有意义，甚至可能激起孩子好奇及探索的欲望。

青春期的学生对性产生好奇是正常的，是性成熟的体现。如果担心孩子被错误的色情信息误导，那就应该帮助孩子提前认识这些错误信息，而不是到处围追堵截。越禁止越好奇的道理现在大家都知道，一味地禁止反而会强化孩子的好奇心，出现"罗密欧与朱丽叶效应"。

当然并不是说放纵孩子去看，最好是通过自己轻松平淡的态度，让孩子不把这些当作禁忌，只当作一个稀松平常的话题，然后发展分辨信息的能力。毕竟现在手机网络发达，就算孩子不主动去探索，谁又知道什么时候会突然从手机里跳出来一个什么东西呢？就算孩

子自己知道，不会主动去看，但万一操作失误呢？万一有同学一起看到呢？毕竟我们不可能时刻盯着孩子，也不可能完全控制网络环境。

十五六岁的孩子，说不定有些孩子已经尝试过性行为了。对待快要成年的孩子，我们甚至可以和孩子探讨什么情况下可以有性行为，以及安全性行为的话题。请放心，这样的话题探讨并不会促使学生进行尝试，而是为了培养学生对性行为的责任意识。

最后，万一发现孩子反复观看甚至沉迷，该怎么办呢？其实，孩子沉迷色情影片和书籍与沉迷游戏有一样的道理。沉迷游戏的孩子往往在生活中找不到有兴趣的、有成就感的事情，家庭里亲子关系大概也好不到哪儿去。而在游戏里，他们哪怕付出一点点努力就能马上体验到成就感，所以会觉得玩游戏比做其他事情有意思。所以，如果真的发现孩子沉迷，一定要好好观察孩子，他是不是平时就很难体会到成就感和价值感？他有没有关系比较好的朋友？有没有积极的兴趣爱好？先了解孩子，再适当改进亲子关系，当他在现实生活中有了兴趣点，获得同伴的认同，能够从现实活动中体会到价值感和成就感，一定不会只沉迷于网络了。

四、性别教育，也是性教育的一部分

生命因为性而产生，生命在诞生的那一刻就有了性别之分。每个人生活当中都要和异性相处，如何理解和看待异性，也是一个人价值观的重要组成部分。一个人对性别的价值观念会直接影响到他的性观念，所以，性别教育是性教育的前提，应该始终贯穿于孩子成长的全程。

不知道你有没有听过这样的观点：

女生本身比较柔弱，依赖性强一些没什么，但是男生一定要独立坚强、顶天立地，不能变成"妈宝男"。

我从来不因为成绩好坏区别对待学生，所有学生犯了错误我都是一视同仁的。只不过有时候我对女生批评得较少，主要是女生心思重，想得太多，也容易脆弱；而男生比较皮，脸皮也厚，比较难管，批评得重了也不会有什么想不开。

这些其实是个别老师的观点，乍一听，还觉得很有道理，他们尊重男女生的差异，真心实意为学生着想。但是如果再仔细想想，这中间是不是存在着性别刻板印象呢？这些观点，默认了"女孩可以依赖别人"，也让女生不敢变得强大；默认了"女生就是特别脆弱"，也让男孩失去了敏感的权利。

生活当中也能看到很多家长按照社会的期待教孩子，希望男孩子刚强、勇猛，温柔的男孩被叫作"娘娘腔"；希望女孩子安静、温柔，淘气的女孩被叫作"女汉子"。还有一些教育专家告诉家长女孩要富养，男孩要穷养；女孩要宠爱，男孩要严厉……

你对性别持有怎样的观念呢？

不谈性别的性教育，不是好的性教育。性别教育的本质是人格教育，要帮助每个孩子成长为一个合适的、优秀的男人或女人。但是过分强调性别差异，反倒会局限了孩子的成长。现在与时俱进的性别教育，不再过分强调性别差异，提倡的是培养孩子的兼性气质，即男孩、女孩都可以温柔、细腻、体贴、善解人意，也都可以勇敢、坚强、有毅力、负责任，拥有兼性气质、刚柔并济的孩子，人格也能更完整。

希望每个人都能够坦然地和孩子谈谈性别、谈谈性，同时也别忘了告诉孩子：美好的事物不分性别，美好的品质也不分性别。在成为一个男孩或者女孩之前，先成为一个具有美好品质的人。

拓展阅读

1. 明白小学堂. 给爸爸妈妈的儿童性教育指导书［M］. 北京：中信出版社，2019.

2. 明白学堂. 青春期性教育请这样开始［M］. 北京：北京科学技术出版社，2019.

3. 张丹丹. 写给中国儿童的性教育启蒙绘本［M］. 长沙：湖南教育出版社，2020.

4. 德尔菲娜·戈达尔，娜塔莉·威尔，斯提芬·尼古勒. 了解我自己系列：我的恐惧我克服［M］. 文睿，译. 济南：山东科学技术出版社，2018.

5. 方刚. 写给孩子的性教育童话［M］. 南宁：接力出版社，2021.

6. 方刚. 男孩的青春期性教育［M］. 北京：东方出版社，2021.

7. 方刚. 女孩的青春期性教育［M］. 北京：东方出版社，2021.

8. 白璐. 和孩子谈谈性：0—12 岁家庭性教育完全读本［M］. 北京：中国妇女出版社，2018.

9. 胡萍. 善解童贞 1：0—6 岁孩子的性发展与性关怀［M］. 南京：江苏凤凰科学技术出版社，2016.

10. 胡萍. 善解童贞 2：6—13 岁孩子的性发展与性教育［M］. 南京：江苏凤凰科学技术出版社，2016.

11. 胡萍. 善解童贞 3：孩子的情欲世界［M］. 南京：江苏凤凰科学技术出版社，2016.

12. 胡萍. 善解童贞 4：孩子的爱情［M］. 南京：江苏凤凰科学技术出版社，2017.

13. 胡萍. 善解童贞 5：防范性侵害［M］. 南京：江苏凤凰科学技术出版社，2017.

（上海市三林中学东校　王娟）

专题七

左半球、右半球

——谈谈亲密关系

爱情使人心的憧憬升华到至善之境。

——阿利盖利·但丁

引 例

小爱是个品学兼优的好学生，可是进入初二后，小爱发现自己有了一些变化：她感觉自己对天宇的关注增加了，自从上次歌唱大赛上看到他作为乐队主唱在台上自信、洒脱地唱歌后，就一发不可收拾。课间的时候她总忍不住回头，看看最后一排的天宇在做什么；收作业时看到天宇的本子，也会多看两眼；上课时听到天宇的名字，耳朵马上竖起来，生怕遗漏了他回答问题时说出的每一个字。

可是小爱不喜欢自己这样，她觉得每次和天宇目光接触时，自己的耳根都会变红，样子一定很窘迫。上课、写作业时，小爱时刻关注着他，学习效率低了好多，有时候在上课时忍不住回想起课间的一次互动，还会遗漏掉老师讲解的重要知识点，更不用说晚上睡觉时也会想到他。这些想法挥之不去，然而小爱越是告诉自己不要去想，要以学习为重，却想得越多。

妈妈最近也发现小爱心不在焉，有时和女儿说话，直接就被忽略了。她感觉女儿长大了，有自己的心思，不再是以前那个无忧无虑、跟父母无所不谈的小姑娘了。上次收拾房间时，她正好看到小爱的日记，越读越担心，心想小爱不会早恋了吧。可是被问到的时候，小爱也不愿多说，被问得多了还会不耐烦。可怜天下父母心，孩子越不说，妈妈越着急，越想要旁敲侧击地知道些什么，关系都不像以前那么和睦了。

小爱不知道自己到底怎么了，不能专注让她很困扰，妈妈担忧的神情，让她更加烦躁和焦虑。她不知道怎么应对，希望自己尽快摆脱这样的状态，可是又忍不住想要打扮得更漂亮一点，以吸引天宇的注意。无奈之下，小爱找到心理老师，希望能够解答心中的疑惑。

如果你和小爱一样，感觉自己被强烈地吸引着，学习和工作时还在想着对方，会下意识地关注对方的一举一动；或者因为对方的一句话、一个眼神心跳加速，小鹿乱撞，那么，爱情之门在向你打开，你将在这段专属于你的奇妙旅程中获取人生重要议题——亲密关系的答案。

爱情的模样随着我们的成长逐渐显现。幼儿园的孩子们有模有样地扮演着爸爸妈妈；小学生们在书桌上画出一道界线，慢慢开始关注男女生的差异，又不敢直接询问，课间的每次打闹、每个不经意的玩笑都在试图解答心中的好奇；初中生们看到周围同学互传纸条、加微信，一边八卦、一边想象着心动到底是怎样的感觉；进入高中，花季的甜蜜和雨季的青涩等待着少男少女们细细品尝。在交织着感性和理性的体验中，孩子们一边思考着和异性的关系，一边在关系中寻求自我的发展，也在对自我的确认中变得更加成熟和自信。

爱情可以让人变得更加完整，这就是爱情的魔力。只是爱情复杂多样，有些人一次又一次陷入激情之爱，却无法获得对方的承诺；有的人和异性知己相谈甚欢，却难以跨过友情和爱情的分界线；有些爱情最初甜蜜，随着时间的流逝，却改变了模样。

那么，究竟什么是真正的爱情呢？

一、真正爱情的模样

不管你是否有过恋爱经历，你一定都体会过心动的感觉。在心动时刻被对方的某种特质（可能是身体、容貌、味道等）所吸引，这种吸引力炽热又强烈，让你魂牵梦萦、心心念念，时常想起某个场景，并在回忆时不自觉地嘴角上扬。

或许你也体会过在某段关系中和对方总有讲不完的话题，聊天时得到热情回应，发送的消息得到及时回复，不舒服时第一时间被安慰。相处中感觉自己完全被理解了，可以享受来自对方的无条件支持，你们彼此欣赏、默契交流、心意相通。

或许你也得到过别人相伴永久的承诺，被他人当作唯一。两个人都珍视彼此，并愿意为维护这段关系而不断努力。聊天时被对方夸赞"你是最懂我的人"，感受到自己作为那个"唯一"的价值感，甚至会收到象征"一辈子在一起"的礼物。

每个人都会渴望在生活中获得上述体验，而这些，在爱情中都可以实现。

被对方强烈地吸引、获得高度的默契、彼此承诺是对方的唯一，分别被美国心理学家罗伯特·斯腾伯格（Robert Jeffrey Sternberg）概括为爱情的三个成分：激情、亲密和承诺。[①]

激情是爱情的动机成分，以性的唤醒和欲望为主要特征；亲密是爱情的情绪情感成分，两个人相互尊重、坦诚和信任；承诺是爱情的认知成分，是理性层面对关系的期许或担保，投身爱情的决定是承诺的短期部分，努力维护爱情的决心是承诺的长期部分。

真正的爱情应由激情、亲密和承诺三个部分组成，如果把这三种成分比喻成三角形的三条边，那么，不同形状的三角形，勾勒出人类多样的爱情（见图 7-1）。

---

① 罗兰·米勒，丹尼尔·珀尔曼. 亲密关系（第 5 版）[M]. 王伟平，译. 北京：人民邮电出版社，2011：242.

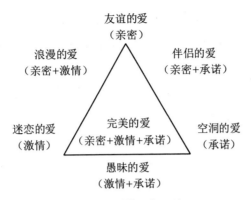

图 7-1　爱情三角理论

比如，一个女生和一个帅气的男生一见钟情，相识不到一个月，还没有深入了解彼此，就步入了婚姻的殿堂。结婚后很快出现激烈的争吵，因为不可调和的矛盾，感情处在破裂的边缘。他们有激情，有承诺，可是缺乏亲密，这样的爱情是愚昧的爱。

再如，一对青梅竹马彼此熟识、交谈甚欢，两个人可以互相倾诉、分享，亲密到常常被他人误解为情侣。但他们知道彼此只是朋友，也会为对方的感情而真诚祝福，这种拥有亲密，没有激情和承诺的爱，我们称之为友谊的爱。

你体会过单相思的感觉吗？不自觉地喜欢上某人，虽然彼此并不了解，但只是这么单纯地喜欢，像一泓清泉，汩汩流动，如春风化雨般温暖和清甜。有强烈的情愫，没有亲密和承诺，我们称之为迷恋式的爱。

少年夫妻老来伴，相伴多年的人感情逐渐发展为亲情。两个人相互陪伴、相互依赖，甚至有着共同的朋友，但是激情已然不在，只有亲密和彼此的承诺，他们拥有的是伴侣的爱。如果这之中也没有了亲密，只忠诚于曾经的承诺，那就是空洞的爱。

影视作品中甜美的校园爱情让人动容，一颗悸动的心，一段纯粹追求美好、浪漫的年华，一段成年后回不去的时光，如此的爱情常常是只有激情和亲密，没有承诺的浪漫的爱。

生活中的爱情不总像偶像剧里演绎的那般美好，爱情体验也不可能像爱情三角理论般界定得如此清晰，陷入爱情的人们从不会认真地权衡每个成分的轻重，但是，我们都向往具备激情、亲密和承诺的完美爱情，不是吗？

相爱的两个人，一方无时无刻不在影响另一方，甚至在感情最浓时会有一种镜映的同步感。双方高度的一致性、融洽的关系、相互信任和尊重，好像天造地设的一对。

既然爱情如此美好、令人神往，怎样才能拥有美好的爱情呢？

二、爱情中的安全感

爱情源自相互的吸引，与双方的内在特质有密切的关系。同样是向往爱情，在双方进入一段关系后，有些人容易信任和依恋伴侣，和对方的相处轻松愉悦、充满爱心，也能够提供支持；有些人虽然期待与他人交往，却又对对方戒心重重，害怕被人拒绝或欺骗；有些人不希望对方扰动自己的生活，希望在亲密关系中依旧自由自在；还有些人一旦与他人建立亲密关系，就过分沉溺其中，过度地寻求对方认同，常常让另一半备受其扰，也会因为对方不乐意把关系发展成自己期待的那样"亲密"而不安。

我们都希望在亲密关系里获得安全感，可是，每个人需要的安全感不尽相同，对方觉得安全和舒适的行为可能对你并不适用，这之中的差异与从小建立的依恋关系密切相关。

依恋关系是指婴儿对其主要抚养者（多为母亲）形成的依赖关系，这种关系包括身体和心理两方面，譬如寻求身体的接触、心理的呵护等。刚刚降生的婴儿不能独立生存，饥饿了、害怕了都需要父母的照顾。如果每次哭喊时抚养者总能如期而至，孩子就会觉得他人是可以信任的，可以安心地依赖他人，从他人那里获得安全和善意。

反之，如果抚养者有时热情关注，有时却心不在焉、焦急烦躁，甚至在婴儿需要的时候消失不见，而婴儿虽然非常需要抚养者的照顾，但又不确定抚养者是否以及何时会回来照顾自己，就会对他人产生焦虑、复杂的情感。

如果抚养者在照顾孩子时总是带着拒绝或敌对的态度勉强为之，比如因为自身亲密关系的破裂而把孩子当作累赘，或是因自己童年的创伤使得自己无法接纳孩子，婴儿就会回避对他人的依恋，认为他人是靠不住的，进而在人际相处中畏缩不前，经常怀疑和迁怒他人，难以真正地信任和依赖他人。

在上述的三种情况中，童年期形成安全依恋的个体更有能力在成年后发展出成熟而持久的关系，后两种不安全依恋风格的孩子在长大后则会因为对自身价值的不确定和对他人的不信任，在行为表现上给关系中的对方造成困扰。譬如会出于对自我的保护，下意识地在亲密关系中保持警惕，会对他人传达的拒绝信号高度敏感，拼命抓住会让对方窒息，选择回避又会让对方感到疏离。

看到这里，或许你也对自己的依恋关系类型存在好奇，有一些测试可以帮助你对自己的依恋类型有所了解。但要注意的是，早期的依恋关系会对我们产生影响，但并不意味着它会决定我们一生，后续与他人的相处经验会影响甚至改变我们的依恋类型。不相信爱情的人也可能因为一段如胶似漆的恋情而不再怀疑或戒备，在感情中很"作"的女生也可能因为一段值得信任、感到安全的恋情而减少忧虑。

真正的安全感来自自己，只要保持对自我的觉察、对关系的觉察，遇到问题后用积极的心态评估改变的可能性，相信无论你的依恋关系是哪种类型，都可以收获甜蜜的爱情。

三、放慢爱情的节奏

成长中的经验会给原本的依恋类型带来新的改变，如果总是经历无疾而终的恋情，或在一段感情中受到严重创伤，就会让人自我怀疑，原本安全的依恋关系也不再安全。所以，父母对于孩子的恋情总是很谨慎，生怕孩子受到伤害，我们自己也在极力避免糟糕的恋情。

可是有时候，一旦真正陷入一段感情，就很难准确判断。坠入爱河之初，可能会夸大对方的优点，正所谓"情人眼里出西施"；可能会因为爱上对方而不断迎合，失去自己的个性；也可能因为爱情的盲目性，迷失在一段不靠谱的感情当中。

爱情中的人们很难一直保持理性，会在关系中不断地自我验证，也会把自身的想法投射到对方身上，哪怕备受挫折也不愿改变最初的判断。

约翰·范·埃普（John Van Epp）在其恋爱依附模型中指出，建立一段真正的爱情，需要依次经历了解对方、建立信任、产生依赖、给出承诺、身体接触五个阶段（见图 7-2）。[①]

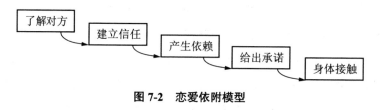

图 7-2　恋爱依附模型

两个不相识的人，在交往的最初，彼此间的吸引可能只是因为外貌。研究发现，人们倾向于认为外貌具有吸引力的人更加丰富有趣、聪明睿智，更善于社会交往，在生活和爱情方面更可能成功。[②]人很容易对迷人的外表心动，觉得"美的就是好的"，然后类推到这个人的方方面面，所以"以貌取人"确实存在。从进化的角度来看，外貌在一定程度上可以反映健康程度，的确是选择伴侣的重要标准。

但是，判断两个人是否真正合适，更重要的其实在于内在的匹

---

① 约翰·范·埃普.不要爱上混蛋［M］.北京：东方出版社，2010：17.

② 罗兰·米勒，丹尼尔·珀尔曼.亲密关系（第5版）［M］.王伟平，译.北京：人民邮电出版社，2011：73.

配性，如兴趣、为人处事、生活习惯、情绪情感表达方式、价值观等。对方是否和你喜欢同样的美食和电影；当你对朋友慷慨大方的时候对方会不会斤斤计较；你刚把屋子收拾利索会不会就被对方搞得一塌糊涂；有冲突时你渴望沟通而对方会不会选择避而不谈；谁做饭、谁洗碗、孩子怎么教育、钱花在哪里等，这些都是不可逃避的生活琐碎。

可是，在现实中，有些人还没有充分地了解对方，就已经完全地信赖对方了。过早地建立信任和依赖可能会让人处于危险的境地。有些人受到性欲、利益等因素的驱动，不断用语言赞美你、支持你、呵护你，让你感觉自己在这段关系中就是唯一，渐渐被蒙蔽了双眼。他们通过满足你的需要、抬高你的价值来达成其他目的。轻易给出承诺或轻易相信对方的承诺，可能会将自己置于危险的境地。

那么，怎么才能获得双方内在是否匹配的信息呢？这些信息可以通过多次的交流、分享获得，也可以在相处时观察对方的言谈举止，通过非语言信息来进行判断。发现差异需要时间，甚至需要在化解冲突的过程中一遍又一遍地磨合，慢慢加深对彼此的了解。

所以，在真正开始一段感情前，不妨放慢节奏，由内而外地了解彼此，这既是对自己负责，也是对别人负责。

四、爱是一种能力

心理学家艾瑞克·弗洛姆（Erich Fromm）认为，爱是一种主动的能力，可以使人冲破人与人之间的高墙，通过与他人的结合来克服孤独，减轻分离带来的恐惧，同时又能在这项"积极的活动"中保持自己的完整性和独立性。[①]

---

① 艾·弗洛姆. 爱的艺术［M］. 李健鸣，译. 上海：上海译文出版社，2018：19.

为了建立一段美好的亲密关系，需要具备综合的爱的能力。

爱需要学会主动。六度空间理论认为最多通过六个中间人，我们就可以认识任何一个陌生人。可是在芸芸众生之中，年龄相近、背景相仿、学历一致、价值观相似的人并没有几个，如果一直被动等待，可能很难遇见真爱。所以，为了遇见理想的爱情，需要走出自己的舒适圈，对他人更加感兴趣，和更多的人打交道，在咫尺的接触中增加熟悉度和好感；需要敞开心扉，在关系中回应对方的需求，并敏锐地觉察自己的感受。那些在感情中受过伤害的人，进入爱情时需要直面过去的自己，重新接受自己是值得被爱的，鼓起再次开启冒险之旅的勇气。

爱需要学会表达。如果产生了心动，确定了对方是自己喜欢的类型，就要自信地表达出来。即使可能得不到自己期待的回应，甚至可能被直接拒绝，也要勇于尝试，至少让对方知道自己的心意。当然，在表达之前，你也需要对自己留给对方的印象和感觉有一个判断，对表达之后的结果有各种心理准备。如果你已经获得了他人爱意的表达，要仔细思考和鉴别彼此之间的情感究竟是喜欢还是爱情。如果是自己期待的爱，就要勇敢地接受，并愿意在彼此付出爱的过程中去发展爱。

爱需要学会拒绝。如果向你示爱的人并不是你的所爱，或者对方在不恰当的时机提出无理的要求，要选择合适的方式和时机拒绝。即使已经进入恋爱关系，如果确认对方有不断的欺骗或背叛，或者彼此确实不适合，也要及时终止这段关系。

然而在现实中，很多人常常因为害怕伤害对方的自尊而优柔寡断，或者简单直接地将对方拒之千里，当然也有人对爱来之不拒，这样的态度和处理方式都不太恰当。拒绝自己不想要的爱时，要依不同的情形选择合适的方法，但是态度要明确、坚决，不要因为言行的模糊让对方仍然心存幻想。

每个人都拥有拒绝爱的权利，但是要珍视对方的真挚情感，感恩对方表达的勇气。

五、收获理想的爱情

如果当下有一个秘密，需要找人倾诉，譬如你刚刚出糗的经历，你和家人之间的尴尬关系，甚至一些你做过的更难以启齿的行为，你会选择向谁倾诉呢？

为了更好地了解对方，在发展爱情的过程中需要适当地自我表露，也就是向他人透露自己的个人信息。如果在关系中能够真实地展示自己，放松、安全地自我表露，不担心自己是否被接纳，那么双方的了解就会日益深入，彼此的感情就能更好地维持和发展，最后处于一种适当而亲密的状态。

两个人之间关系的远近在于分享秘密的程度。初次相识的人或许只会随意讨论一些不带个人色彩的表面话题，随着关系的深入，彼此会更愿意透露有私人意义的信息，譬如自己的观点、态度等。两个截然不同的个体在关系中建立连接、彼此接纳、互相认同，既保持着自己的个性，又共享很多活动，在需要时彼此提供支持，不需要时各自安好，这是多么美妙的状态啊！

但是如果在关系中一方表露过多，对方却紧闭心扉，即使愿意分享的人也会有所顾虑，减少表达。有些人因为担心妨碍他人或不被接纳而不愿自我表露，希望在他人心目中保留一个完美的自我形象，反而让人觉得高冷、难以靠近，彼此间的距离也逐渐疏远。

当然，自我表露也并非越多越好，开始时适当地表露，随着人际关系的加深而逐步发展到更深层次的话题。这样，会让对方感到舒适，也能从容应对，一次表露得太多可能会让别人无所适从。

需要注意的是，即使是最亲密的伴侣关系，彼此也可能会保留一些只属于自己的秘密。虽然爱情意味着两个人要保持高度一致性，但并不等于一个人可以拥有或侵占另一个人。个体的差异性和自我的完整性使得我们无法在亲密关系中保持绝对的开放和亲密，选择性地保留一些隐私可能会让关系更加美满。比如，也许你并不愿意和男友或女友谈论对方的前任，也羞于开口把对其他异性偶然闪过的性冲动告诉伴侣吧。

亚瑟·叔本华（Arthur Schopenhauer）有一个关于刺猬的寓言：一群刺猬在寒冷的冬天围在一起，为了取暖，它们越靠越近，可是太接近时却刺到了对方，为了避免疼痛，它们逐渐散开，却再度冷得发抖，于是又慢慢靠近；这个过程循环几次后，它们终于找到最舒适的距离，既不会太冷，也不会刺痛彼此。[①] 在爱情中，我们也需要找到让自己和对方都舒适的距离。

更持久的爱情需要在关系中给每个人留出空间，如果完全没有这样的空间，双方就会失去自我。每个人有自己舒适的朋友圈、舒适的行为方式，爱的关系中的双方应被视作独立、自主、完整的个体，要能够在支持中独立成长，能够安全地自我表露。两个人保持自己的独立性，可以彼此拥抱但不完全依赖。

一份理想爱情的发展过程是怎么样的呢？我们不妨通过以下这个模型来一探究竟：

我们每个人都有自己的信念系统，包括自己在成长过程中形成的信念、价值观和规则。每个人的信念系统都不尽相同，当两个人走到一起时，"你"是 A，"对方"是 B，重叠起来形成的"你们"是 C（见图 7-3）。完全重合的部分是双方相似或者可以彼此接纳的部分，也是关系的基础，重合的部分越大，两个人的关系就越融洽、越和谐。

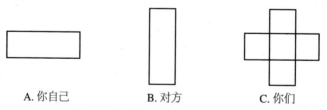

A. 你自己　　　　　B. 对方　　　　　C. 你们

图 7-3　亲密关系动态互动模型（1）

我们每个人都是独一无二的个体，都是带着彼此的特性进入恋爱关系中的。在感情的初期，双方的差异可以带给彼此更多新鲜的体

---

① 卢普尼兹. 刺猬的爱情——亲密关系的心理故事［M］. 易之新，译. 上海：华东师范大学出版社，2008：4.

验，促进知识的增加和自我概念的发展，或是补偿我们在追求完美自我过程中对自身的不满意，这种新鲜和满足感常常会引发激情。

可是，最初的激情逐渐褪去之后，我们会发现彼此的差异需要双方都为这段关系接受或放弃很多，而需要接受或改变的差异，也成了冲突的来源。只有把重合的部分扩大，才能让关系更加稳固。

当相互接纳了对方的全部时，两个人达到高度的一致，构成 D；如果每个人都只接受对方与自己相同的部分，则构成 E（见图7-4）。所以，现实中的"你们"总是介于 D 和 E 之间。① 可以预想的是，在E 的状态下，每个人只期待对方的改变，抱怨着对方的差异，关系中可能会面临很多矛盾。

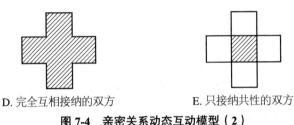

D. 完全互相接纳的双方　　　　E. 只接纳共性的双方

图7-4　亲密关系动态互动模型（2）

理想的关系是有修复能力的关系。虽然两个人在相处中有不少冲突，但是如果双方都很珍视这段关系，就会在遇到挫折时相互磨合，不断接纳对方或者调整自我，两个人的状态会从 F 到 G，彼此之间也会找到或者发展出更多的相似性（见图7-5）。

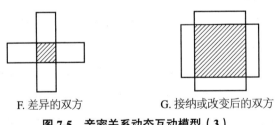

F. 差异的双方　　　　　　　G. 接纳或改变后的双方

图7-5　亲密关系动态互动模型（3）

在冲突和磨合中寻求一致是发展幸福关系的必备条件。可是如果两个人相处很久之后过于相似或趋同，每个人都满足于停留在现

---

① 李中莹.爱上双人舞［M］.北京：世界图书出版公司，2005：17.

有关系中，彼此太过熟悉和了解，看对方就像照镜子似的，又会导致激情减退。单调和平庸会让关系变得了无生气，而不断扩展彼此兴趣、技能和经验的伴侣关系才能持久地吸引我们。

维持一段快乐满足的亲密关系需要两个人共同努力。因此在这一阶段，又需要彼此开拓自己的兴趣爱好、人际关系、知识范围，不断革新和充实自己，为关系注入新鲜感，推动"你们"从 G 到 H（见图 7-6）。

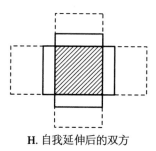

H. 自我延伸后的双方

图 7-6 亲密关系动态互动模型（4）

恋爱是个人成长的重要契机，为了让关系更加美好，每个人都要先成为更好的自己。只有保持对自我的觉察、理解和接纳彼此的差异、不断学习和相互分享，才能在关系中获得更加丰富、深刻的体验，让用心浇灌的爱情之树结出丰盛的果实。

◤ 拓展阅读

1. 罗兰·米勒，丹尼尔·珀尔曼.亲密关系（第5版）[M].王伟平，译.北京：人民邮电出版社，2011.

2. 艾·弗洛姆.爱的艺术 [M].李健鸣，译.上海：上海译文出版社，2018.

3. 约翰·范·埃普.不要爱上混蛋 [M].北京：东方出版社，2010.

4. 李中莹.爱上双人舞（第2版）[M].北京：世界图书出版公司，2011.

5. 王小波，李银河.爱你就像爱生命 [M].上海：上海锦绣文章出版社，2008.

6. 黛博拉·泰南.听懂另一半 [M].吴筱，译.上海：上海文化出版社，2021.

（华东师范大学第二附属中学 李卓辰）

亲子，子亲

——谈谈亲子关系

内睦者，家道昌。

——〔北宋〕林逋

引 例

"啪！"一记响亮的耳光声在女儿卧室里炸裂，紧接着传出女人几近歇斯底里的怒吼，"你怎么跟我说话呢？你怎么跟我说话呢？谁让你这么跟我说话的？"女儿手捂着脸哭得更大声，不再说什么，弯低了上身坐在床边上……客厅里继父没有发声，摆弄着电脑。女人继续指责着女儿，空气中弥漫着硝烟……

这是女人十三年来第一次打女儿耳光，是自从女儿出生后，女人的情绪第一次被女儿激怒到非打耳光不可的程度。女人气得不知所措，走出女儿的房间后，坐在饭桌前哭了起来……不知哭了多久，女人仿佛看到了十几年前那个小女孩，皱着眉头摇晃着身体走到妈妈的跟前，用自己的小手擦掉女人的眼泪，"妈妈，别哭了"，说着她自己也要哭了。女人刚要去拥抱小女孩，却发现小女孩变成了自己的妈妈，而自己仿佛变成了小女孩。眼前的妈妈是三十多年前的样子，她在低低地啜泣着，看到自己，哭得厉害起来，一边哭一边抱怨着已经离婚的丈夫，女人只能听着，就像之前无数次那样听着，不知所措……

女人停止哭泣，想起了房间里的女儿已经哭了很久，不能让她再哭下去了。于是女人调整情绪，告诉自己要去安慰一下女儿，因为第二天是周四，还要上学，不能让女儿一直哭，作业还没有做，而今天的这一切就是为了学习……

有人说，孩子出生前是天上的天使，他们在天上挑父母，看到了想要的父母之后，就会抛下天上的一切，连衣服也不要了，来到人间给父母做孩子。

慈母手中线，游子身上衣。临行密密缝，意恐迟迟归。

世上最大的缘分便是：你巧合成为我的父母，我有幸做你的孩子！

一、你好，爸爸、妈妈！

（一）你好，爸爸！

老爸，老爸，我们去哪里呀？有我在就天不怕地不怕。

宝贝，宝贝，我是你的大树，一生陪你看日出。

看到这两句歌词，你的脑中是不是已经有了那档家喻户晓的亲子节目的画面了呢？那甜蜜的旋律伴着温馨的场景扑面而来，仿佛春风吹绿杨柳枝头般，让爸爸们都无限向往，一种想法油然升起："如果我家的孩子也这么懂事、有爱，该多好啊！"如果你家的孩子刚好听到了你的心声，一定也会油然升起一种想法："如果我的爸爸也像电视里那些爸爸那样，那该有多好啊！"还好你们亲子之间用的都是心声，否则说出来又要有一场亲子大战了。

孩子们眼里的好爸爸是什么样子的呢？简单的就如上面的歌词中所说，爸爸如果可以做孩子的榜样和依靠，并且能陪着孩子看一生的风景，那应该就足够了。说起来和听起来都不难，但要做到却并不容易。

首先说说爸爸是榜样。也就是爸爸的身上有值得孩子学习的品质或行为，比如谦虚、自律、爱运动、做事有始有终、对家庭负责任、对工作认真勤恳、对社会有爱心、对他人宽容有气度等。

再来说说爸爸是依靠。当你的孩子需要你帮他处理问题时，你能够恰当地帮助到他，让他觉得安全、舒适，他才会觉得这才是自己的好爸爸，而不是要么找不到爸爸在哪儿，要么爸爸没有能力解决自己的问题，要么解决得过火了带来了别的困扰，要么不管问题解决得怎样都被爸爸教训一顿。

第三说说爸爸是陪伴。所谓的陪伴，是亲子在共同的空间里，有时间上的长度。陪伴，是陪同相伴，而不是漠视、监工、指责等。好的爸爸陪伴孩子"看一生的风景"，随着孩子不断成长、眼中的风景不断变化，好爸爸会看到孩子眼中的风景，而且不厌其烦地和孩子一起看他一生的风景。

爸爸们，看了上面的三点，不知你是否觉得自己是个好爸爸呢？

（二）你好，妈妈！

世上只有妈妈好，有妈的孩子像个宝，投进妈妈的怀抱，幸福享不了……

这首歌曲几乎是每个妈妈都会教孩子唱的一首歌吧，歌曲既表达了母亲的爱意，也流露了赞美母亲的伟大之意。妈妈在婴幼儿的眼里确实是非常伟大的，孩子们依恋妈妈，崇拜妈妈，离不开妈妈，但随着孩子进入幼儿园及学校，他的社交面变得更广了，探索世界的通道变得更多了，发现妈妈变"小"了，妈妈不再是以前那个伟大的妈妈了。于是，妈妈们开始焦虑不安起来，有的妈妈想尽一切办法想再次走进孩子的内心，引例中的妈妈甚至对女儿动了手，但却没能达到好的效果。妈妈们，你们真的觉得是自己变"小"

了吗？

答案当然不是自己变小了，而是自己变得太慢了，没有跟上孩子们长大的脚步，才被孩子们"嫌弃"了！

回到歌词中去看，当你的怀抱能让孩子们投进来的时候，他们只要投进妈妈的怀抱就觉得幸福享用不尽了；但是当你的怀抱已经装不下他们的时候，当妈的还硬要抱着孩子，孩子能感觉舒服吗？大概能感觉到的更多是束缚吧！所以，好妈妈的样子也许是这样的：

在孩子还没上幼儿园时，妈妈全程照顾抚养孩子，让孩子形成对妈妈的完全信任和安全依恋，帮孩子养成恰当的自主感和自我控制能力。

在孩子上了幼儿园后，妈妈解答他们的"十万个为什么"，做孩子的人生启蒙老师，支持和鼓励孩子积极探索世界。

在孩子上了小学后，妈妈培养孩子的学习兴趣，帮助孩子养成良好的学习习惯，同时也要有自己的事业，让自己成为孩子努力的榜样。

在孩子上了中学、进入青春期后，妈妈变成孩子的朋友，喜娃所喜、忧娃所忧，走进孩子的内心，帮孩子准确地认识自己、定位自己、做好自己，建立自我同一感，顺利度过青春期。

在孩子成年后，妈妈开始弱化自己的力量，给孩子鼓励和支持，欣赏孩子就好！

二、你好，孩子！

"你看看别人家的孩子，人家又聪明又懂事又努力，成绩好、体育好、人缘好，样样都好，你再看看你……"我估计这是青春期的孩子们最不爱听到的家长说的话，没有之一。可以想象得出，听到这种话后的你会有什么情绪，因为我也曾经历过呀！

"别人家的孩子"到底是戴了什么光环呢？怎么就让自己如假包换的亲生父母这么喜欢呢？自己明明是父母一手栽培出来的，怎么就变成了被他们"嫌弃"的孩子了呢？作为孩子的你，一定是日思夜想也不得其解，也许最后就破罐子破摔、自暴自弃了。每每看到这样的孩子，都令人忍不住扼腕叹息：可惜啦，可惜啦！

还记得家长对待你的"话风"是从什么时候开始转变的吗？如果下面的选项你做过，请在括号内打钩。

（　　）我第一次不听从家长的要求而一定要去游乐场玩。

（　　）我第一次不告诉家长就自己外出。

（　　）我几次考试都没有达到家长的要求。

（　　）我不愿意早起，就想多睡一会儿觉。

（　　）我喜欢玩网络游戏，一玩就忘了时间。

（　　）我不想穿妈妈给我买的看起来很幼稚的衣服。

（　　）我和同学闹了矛盾，老师找了家长。

（　　）我随口抱怨说不想上学、不想学习。

（　　）我的房间布置得非常有个性，东西放哪儿我随意。

（　　）我第一次顶撞父母。

　　　　……

孩子们，你的选项是什么，有几项？

不用告诉我，我知道大家都差不多——都做过！

孩子们心里纳闷了：我这么做有什么不对吗？大家不是都这样吗？

那我可要跟你说说，大家都在这么做，包括那些爸爸妈妈口中的"别人家的孩子"也在这么做，但是他们却比你多做了一个步骤，那就是：会和家长好好地沟通！

你一定立刻就想反驳我：沟通？根本就没法儿沟通！！！我说一句，妈妈能说上一百句，甚至我还没说呢，爸爸就对着我要挥拳头啦……

听起来，你就像个"受气包"，全身上下散发着委屈的气味，但在你的爸爸妈妈面前，他们闻到的好像只有浓浓的战斗硝烟气味，却感觉不到你的委屈，这其中的原因是你没有表达好你的情绪。你明明有很多的委屈，却用强硬的口气说出挑战性的话语，爸爸妈妈又怎么会让你的挑战给压下气势呢？所以你一句，她十句；你瞪眼，他挥拳……

孩子，"别人家的孩子"在做这些事情之前，会和他的家长说清楚自己的需要和想法，他们知道自己要做什么并且知道自己为什么去做，他们会把这些想法告诉家长。在这样的沟通之下，家长几乎都会和孩子好好说话，并满足他们的要求！当然"别人家的孩子"也是讲信用的，他们会自律地控制好自己的欲望和需求，绝不会损伤自己在家长面前树立起来的诚信形象，这样才能形成良性循环，继续得到家长的理解和支持！

总结一下，"别人家的孩子"：能准确表达情绪和需求，自律并讲诚信！

三、"好爸爸好妈妈上岗证"

如果一位 80 岁的老人给自己的生涯画个彩虹图，会发现自己作为子女的角色和作为父母的角色差不多是一样长的时间，而且几乎是比其他任何角色的时间都要长的。我们儿时感受父母的爱，成为父母后让自己的孩子感受自己的爱，如此往复。如果父母的爱带给孩子的是积极的影响，那么一代又一代心灵健康的孩子会创造出一个家族的乃至国家的荣耀。我们父母的育儿方式我们已经无法改变，但是我们却可以选择自己的育儿方式，可以通过自己的行为来影响自己的孩子，乃至影响孩子的孩子。所以，爸爸妈妈们，我们需要学习，争取拿到"好爸爸好妈妈上岗证"！

（一）无私的爱：给孩子不求回报的爱

爱孩子需要理由吗？当然不需要，爱他就是了！看看下面的描述你符合几条：

> 无论你的孩子长得美或丑，都是来自你们的基因，你都会视若珍宝；
>
> 无论你的孩子健康还是生病，你都不嫌麻烦，你会心疼他如同心疼自己；
>
> 无论你的孩子学习成绩好还是不好，你都希望看到每天快乐的他出现在眼前；
>
> 无论你的孩子成就非凡还是普通人一个，你看到他时都如同看到另外一个自己，惊诧于他的与众不同；
>
> 无论你的孩子是否记得你的重要日子，你都会记得他每一年的生日，每一个重要的节日都会有抱抱他的冲动；
>
> 无论你的孩子是否爱你，你都无怨无悔地爱着他。

爸爸妈妈们一定觉得上面的每一条自己都符合啊，那为什么还被孩子嫌弃呢？原因很简单，那就是爸爸妈妈们自己以为自己是这样的父母，但事实上你们的行为和言语表现出来的却不是这样的。

有非常多的家长抱怨说自己明明是非常爱孩子的，每天很早起来给孩子做早饭，但孩子就是不领情，有时候不但不吃早饭，还一脸怨气地摔门而去；孩子要什么给什么，却得不到他的一个好脸色；学习上就更不用说了，根本不敢问成绩，一问就爆炸。这当父母的日子真是战战兢兢，不知道什么时候是个头！这时候我会问这个家长，当孩子不吃你做的早饭、不给你好脸色、一问成绩就爆炸的时候，你还爱你的孩子吗？家长没有犹豫地回答：爱，当然爱。接着我问，你觉得你的孩子感觉到的是你的爱吗？家长犹豫了，不太清楚孩子的感觉。问题就在这里，家长觉得是爱孩子的，但孩子感受到的未必和家长相同，也许那就是"以爱的名义"的束缚。好多家长认为自己为孩子做的一切都是为了孩子好，为了让孩子少受伤害、少走弯路，但却没有想到该走的弯路一条都不会少，最大的伤害恰恰来自父母。眼前不吃早饭的孩子，也许曾经因为吃了早饭上学迟到而受到了严厉惩罚；眼前要什么给什么却还是没有好脸色的孩子，也许他们真正需要的你却很吝啬；一问成绩就爆炸的孩子，是否成绩是他不能触碰的痛点呢？孩子今天的行为是不是父母培养出来的呢？

当孩子还没有出生时，你对孩子的期望是，无论她美与丑，健康就行；当健康的孩子出生后，你的期望是他能聪明一些，长大有出息些；当孩子学习成绩还不错时，你希望他能名列前茅；当孩子名列前茅时，你希望他能考上名校；当孩子考上名校后，你希望他工作出众；当孩子工作出众时，你希望他婚姻美满……在无穷尽的希望下，你的孩子活出了你的样子，却不是他自己的样子！

父母对孩子的爱，也许应该是：孩子，做你自己，我爱你！

（二）平等的爱：请蹲下来，站在孩子的视角看世界

一对身高差不多的母女边走边说话，女儿说着自己喜欢的日漫角色，幻想着让妈妈给自己买个动漫周边，妈妈却面色凝重，语重心长地说教了起来，说什么日本的文化入侵，说什么日本当年发动侵华战争，等等。女儿原本期待妈妈给自己买动漫周边的好心情一下子被速冻住了，不知该如何聊下去，接下来就只有听妈妈唱独角戏，本来愉快的同行变得特别煎熬。这位妈妈浑然不知自己和女儿已经渐行渐远了。

亲子之间相差二三十年，成长的背景不同，人生的经历不同，乃至三观都有可能不同，但作为好爸爸好妈妈可以做到有一点和孩子相同，那就是当孩子向你敞开心扉的时候，请你先把自己倒空，然后蹲下来，用十二分的好奇心和孩子一起看看他眼中的世界。

有的家长说，我是蹲下来的，每次都是蹲下和孩子好好讲道理的！

你的道理无论是站着说还是蹲下说，孩子可能都不太懂，蹲下来不是要讲道理的，而是让你站在孩子的角度去看孩子看到的事物、孩子思考的问题，需要你用孩子能接受的方式与孩子交流，而不是你只管自己讲得爽，不管孩子愿意不愿意听。

（三）长情的爱：陪伴，并积极回应

前文在"你好，爸爸！"那里提到过陪伴，这里要详细地说一说。

如网上有父母带娃的各种照片，一种画风是爸爸手里拿着手机，眼睛看着手机，把娃放在自己认为安全的地方，认为孩子没有安全问题、不哭就行了；孩子上学后，妈妈嘴上说是在陪孩子写作业，实际上是在和手机"热恋"，想着孩子只要不喊自己就行了。

另外一种画风是刚学会走路的幼儿想要自己探索世界，身边的大人却迫不及待地帮孩子完成了一切，剥夺了孩子自我做主的权利，还美其名曰"怕娃伤着"。这样的孩子在上学后，没有自主的动力，家长却在这个时候像个监工一样监督孩子做这做那，免不了再加上唠叨和指责。

上面第一种是假陪伴，没有真实内容，在情感上不关心，在任务上不关注，父母犹如蜡人一样的存在，表面上花了大量的时间，但心不在焉，孩子是能感觉得到的。别以为自己花了时间，就算是陪伴了，孩子才不领你这份假情假意呢！

第二种也不是孩子需要的陪伴，在父母的监视下，孩子活得像个犯人、奴隶，没有自主，没有自由，感觉自己就像个废人，想做什么不能做，不想做什么却不能不做，想想这该有多痛苦！

有效的陪伴是陪着、伴着！当孩子自主探索世界时，你在旁边陪着，鼓励孩子自己去感受获得能力的快乐！当孩子累了想休息时，你在旁边伴着，倾听他的喘息，让他知道有爸爸妈妈在，自己是安

全的！当孩子迷茫时，你能帮他分析利弊、指点迷津，帮助他走出迷茫！

有效的陪伴是和孩子有心灵的交流，当孩子向你抛来沟通的橄榄枝时，你一定要接住。积极地回应，切莫只顾自己的感觉，而不管孩子的需求，否则沟通的大门就会向你关闭。当然，如果你不知道孩子的需求，那你就需要"不耻下问"了，问问你的孩子需要你说什么做什么，哪怕被他笑话拒绝，也比自顾自地唱独角戏要好。

（四）同理的爱：别野蛮地否定孩子的感受和想法

相信非常多的人都经历过一种冷叫"妈妈觉得你冷"。在襁褓中的时候，你被裹得像个圆滚滚的蚕蛹；能走路、跑步了，你像个移动的棉花包；上学了，你要左推右阻地才能挡下妈妈让你穿上的厚马甲；离开家求学去，电话里让你多穿衣服别冻着仍然是主题……到了你自己当上父母，虽然自己曾经非常不享受这种"妈妈觉得你冷"，但是你却不知不觉地把"妈妈觉得你冷"传递给了自己的孩子。看到自己的孩子反抗，你也能回忆起当年自己的感受，确实是不太好。

爸爸妈妈们经常会以"爱"的名义，将自己的感受和想法等同于孩子的感受和想法，再强迫孩子接受。不管孩子开始如何不愿意，但你的"爱"的力量太强大了，让弱小的孩子无法抵抗，最后只能就范，从此走上不知自我感受和想法为何的道路。

一对母女，女儿看中了一条裙子，妈妈却说另外一条好看，女儿嫌太成熟，妈妈却说女儿选的太幼稚，结果两人什么都没有买，不愉快地离开。这样的情形不知道你有没有遇到过？站在不同人的角度当然有不同的结果，如果你一定要否定对方看到的，让站在对面的人认同你看到的内容，那最后引来的不是争执，就是无法沟通。

家长常常倚老卖老地认为自己想得都对，用家长式的教育方式近乎野蛮地否定孩子，就像个独断专行的君主，还给自己的言行冠以"爱"的头衔，让孩子们吃不了兜着走。可以预见这样养育出来的孩子，要么将来像你一样"野蛮暴力"，要么在你的"爱"压下失去活力。

所以家长们，请你尊重你的孩子的感受和想法，把他当作和你一样的正常人。他有和你一样正常的身体和头脑，就会有正常的感受和想法。相信他，让他自己做主吧，只有这样，才能帮助他树立起相信自己的信心！否则，如果父母在最简单的感知方面都否定自己，孩子还会相信自己能做好什么呢？

父母恰当的做法可以参考一下：孩子，你的感觉是什么？妈妈的感觉是这样的，供你参考，怎么决定由你，妈妈相信你的决定，也相信你可以为自己的决定负责！

（五）包容的爱：允许孩子"有点怪"

有这样一个案例，一个家长说自己读初三的儿子每天手机不离手，晚上 11 点了还不睡觉。虽然他儿子学习成绩还可以，但是家长担心孩子的身体出问题，于是强行抢走了手机，结果引发了儿子不去学校上学的行为。后来家长把手机还给儿子，求他去上学，可孩子却不理睬家长，在家中一待就是三年。其间，孩子几乎不怎么和家长说话，也不怎么出门，每天就是睡觉和打游戏。中考时，他儿子去参加了考试，原本他儿子的学习成绩是可以考上重点高中的，但只考上了普通高中，而且高一年级休学了两年，在本该上高三的这一年才走出家门去读高一。到现在，他的儿子已经考上了大学。这位家长现在想起当年，遗憾颇多，他说，如果不干涉儿子用手机玩游戏，他可能考上重点高中，考上更好的大学。他当时用手机就是玩玩网络游戏而已，其他什么都没有耽误，没有我想得那么严重，是我的焦虑耽误了他啊！

孩子一出生就处在电子产品包围的环境中，独生子女缺少伙伴，家长又没时间没精力陪伴孩子玩耍，那么孩子离不开手机就是自然而然的事了。当手机已经成为孩子的精神依赖，家长却强行夺走，可以想见孩子有多么痛苦和无助。当孩子对手机的依赖超过对家长的依赖时，家长需要反思的是自己这么多年都做了什么或者是没有做什么才导致了这样的结果，而不是简单粗暴地剥夺孩子的精神依赖。

如同手机等电子产品对儿童的吸引力，还有一些孩子会有一些特别的爱好，对某一样东西特别有兴趣，如瓶盖、蚂蚁、头绳、糖纸等，还有一些孩子追星……如果你的孩子恰好有这样的爱好，请你别太惊讶，也别过度地制止。你可以观察一下这些活动是否违法违规，是否有害自己和他人的身心健康，是否会带来不良的后果，如果这些都没有，那么请你包容孩子，允许他有自己的爱好。你可以适时地关心他的身体，关注他的情绪，丰富他的生活，让你的吸引力逐渐增加，最后大过那些你看起来有点怪的爱好的吸引力！

（六）谅解的爱：惩罚的技巧

"哀莫大于心死"这句话家长们都听说过，如果你的孩子对你的心死了，那真是最大的悲哀了。怎么做会让孩子心死呢？

> 当孩子做错事的时候，否定他整个人，说他这个人不行；
> 当孩子向你求助的时候，讽刺他，说他不行；
> 当孩子有自己的想法时，嘲笑他，说他什么也不懂；
> 当孩子想独自做一件事时，打击他，说他肯定不会成功；
> 当孩子想和你分享自己的事时，敷衍他，漠视他的感受；
> 当孩子想远离你时，咒骂他，断了他再回来的念头……

天啊，上面这些如果是哪个父母能做到的，那简直就要怀疑这个孩子是不是亲生的了，即便不是亲生的，也不能这样做吧！

那么当孩子犯了错误，家长该怎么做才合适呢？上面那些做法是千万要不得的，合适的做法可以参考：

表达出自己对孩子的行为的关注，安抚孩子的情绪，帮助孩子分析错误行为的原因，给出正确的行为指导方向，鼓励孩子尝试不同的方法，让孩子对自己有信心！

（七）接纳的爱：接纳平凡、普通

还记得孩子没出生之前你的愿望吗？——健康就好！还记得你的愿望是从什么时候开始变成了"再努力些，争取第一"吗？当孩子达不到你的期望时，你难以隐藏自己的失望，那些犹如幽灵一般散发出来的怨气，侵蚀着你的孩子，让他无处躲藏。如果你的孩子不如你期望的那般优秀，你就不爱他了吗？你犹豫了，你可能会回答"不，我还是爱他的"。可是，你看看自己的样子——生气、埋怨、指责、失望、无奈，怎么能让你的孩子感受到你的半点爱意？

接纳孩子的普通与平凡，如果孩子已经足够用心努力了，那就调整自己的期望，把你的期望调整到让他跳一跳就可以够得到的高度。芸芸众生中绝大多数都是普通与平凡的人，包括你自己，为什么你的孩子就不能平凡呢？普通让人感觉舒适，没有那么大的压力，平凡让人心态平和，可以更容易享受生活本来的样子，所以普通与平凡没什么不好。

接纳孩子，也等于接纳了自己，因为孩子的现在都来自你的努力和培养，不是吗？海纳百川有容乃大，父母接纳孩子，孩子才能活出更广阔的天地。

（八）留白的爱：做自己，享受生活

从孩子呱呱坠地的那一刻起，他和你就是两个不同的个体。在孩子需要你的时候，你能全心全力照顾和陪伴，在他不需要你的时候，你能否潇洒地转身离开去做自己，给孩子留出空间呢？

无论父母愿意不愿意，随着孩子的成长，父母被需要的时间是越来越少了。做父母的可能会一时觉得失落，但更应该高兴，为孩子的独立而高兴，为自己的树人成果而高兴，然后就该做好自己，一方面享受自己的生活，另一方面也为孩子做好享受生活的榜样。

不管是在物理空间上还是在心理空间上，人与人之间都需要界

限，父母和孩子也一样。当父母被孩子紧闭的房门挡住脚步时，就该意识到你的孩子需要独立的空间，他长大啦，需要你的足够尊重和保持界限。这意味着，作为父母的你此时也有足够的属于自己的时间和空间了，这种独立的感觉仿佛让你回到了生娃之前的日子，多么让人享受啊，不是吗？还记得生娃之前，你的生活是什么样子的吗？赶紧去翻翻旧时的相片吧！

四、好孩子"修炼手册"

（一）感受爱

——孩子们，你的爸爸妈妈爱你们吗？

小时候你的回答一定是毫不犹豫的"爱"，但是读书后，有的孩子犹豫了，爸爸妈妈可能更爱"别人家的孩子"了。

哈哈，别傻了！那可是你的父母，他们怎么可能不爱你而爱别人家的孩子呢？别让你的情绪控制了你的理智。想一想，是谁在自己还很困的清晨给你准备早饭？是谁在自己很累的时候还陪着你学习？是谁放弃了休息时间给你整理房间？是谁不顾自己的病痛坚持陪在你的病床前？是谁把自己气得半死就因为你的学习不认真？是谁忧虑得茶不思饭不想就为了你的前途？

爸爸妈妈的爱在你小时候可能是拥抱和糖果的样子；当你读书后，那爱的样子就变成了陪伴和督促；当你犯错的时候，那爱的样子又变成了担心和焦虑；当你取得成绩时，那爱变成了飞翔的小鸟的样子，让他们手舞足蹈……爱从来都在，只是它的样子总在变换，聪明的孩子，你要学会感受，虽然形式不同，但那都是爸爸妈妈的爱。

（二）表达爱

——孩子们，你们爱爸爸妈妈吗？

——那还用说！

孩子们，那还真得说！我们看电视电影，如果里面的人啥都不说，势必会影响我们的感受。我们对父母的爱，也要说出来、表达出来，只有这样才能让父母感受到我们对他们的爱。

家长经常会在朋友圈里晒出孩子为自己送的礼物或者为自己烧的饭菜，每个晒娃的父母都掩盖不住得意和自豪的气息，然后引来无数同事朋友的羡慕和点赞。你有没有让你的父母在朋友圈风光过呢？

对父母表达爱的方式可以是语言上的，比如对辛苦烧饭菜的父母说："有您真好，我能吃到这么多美味的菜肴，谢谢您！"对担心自己的父母说："亲爱的爸爸妈妈，我知道你们担心我，请你们放心，我一定会尽力，并且会好起来的。你们别太担心我了，这样我也会担心你们的身体的，请你们保重好身体，我们一起加油！"

对父母表达爱的方式也需要行动上的，帮辛勤劳作的父母倒一杯水、揉揉肩，给父母一个微笑、一个拥抱，帮他们做些琐碎的家务等都是非常合适的表达爱的方式！

（三）请求爱

人生不如意事十之八九，成长中也从来不缺少烦恼，当你烦恼的时候，你会闷闷不乐，还是大哭大闹？

有情绪是正常的，但不等于可以让情绪失控。当我们和父母在一起时，需要恰当地表达自己的烦恼。情绪的产生是由你对事件的看法引发的，如果有不同的想法就可能有不同的感受和情绪，所以你可以控制自己的情绪。控制了情绪后，如果可以向父母倾诉自己的烦恼，那么就整理好自己的语言，叙述事情的前因后果、你的真实感受和诉求，明确说出希望得到父母的什么帮助。这样的表达不仅可以帮助自己整理思绪，也能让父母获得有效信息。之后可以和父母更好地商量解决问题的办法，多听听父母的建议，不明白的地方要问清楚。

　　有的孩子情绪不好时，一言不发，让父母干着急，要么哭闹不停，既吵人又伤身，最后问题还是没有解决。也就是说你只是发了一通脾气，宣泄了一顿情绪，并不能实质性地解决任何问题。但如果你单纯地就想发脾气，不想解决问题的话，那么建议你在发脾气之前也和父母说清楚，告诉他们自己发了脾气就没事，让他们别担心你。

（四）行动爱

　　爱不是空洞的语言，需要行动来赋予其实实在在的内容，你若爱父母，那么就去做些什么，用你的行动来关心他们，不让他们着急，让他们以你为荣！

　　爱的行动参考：

　　好好吃饭，好好睡觉，好好锻炼身体；

　　用心沟通：耐心倾听，好好说话；

　　学习上主动自觉，游戏上节制自律；

　　为人谦虚、诚实，做事靠谱，有始有终；

　　与家人分担日常的家务，适时地给家人温暖的问候和拥抱！

■ 拓展阅读

1. 李玫瑾. 心理抚养 [M]. 上海：上海三联书店，2021.

2. 武志红. 为何家会伤人 [M]. 北京：北京联合出版有限公司，2018.

3. 临界冰. 共情：好的亲子关系胜过一切教育 [M]. 北京：清华大学出版社，2018.

4. 菲利帕·佩里. 真希望我父母读过这本书 [M]. 洪慧芳，译. 北京：中信出版集团，2020.

5. 解琪. 重建亲子关系 [M]. 北京：电子工业出版社，2021.

6. 年糕妈妈李丹阳. 你的亲子关系价值千万 [M]. 北京：北京联合出版公司，2019.

（上海市老港中学　张艳秋）

专题九

你最近还好吗？

——谈谈异常心理

对具有高度自觉与深邃透彻的心灵的人来说，痛苦与烦恼是他必备的气质。

——费奥多尔·米哈伊洛维奇·陀思妥耶夫斯基

引 例

小丽是一位正在备战高考的高三考生。最近小丽的状态很不好，她非常担心自己的考试成绩，生怕高考失利，上不了大学。她每天都给自己安排了满满的学习任务，就连吃饭都要妈妈连叫好几遍才去，但常常只吃了几口就不吃了。小丽每天复习到凌晨1点才上床睡觉，睡又睡不着，常常在床上翻来覆去，一两个小时才能昏昏睡去，有时候甚至彻夜难眠。白天在学校上课也很难集中注意力，没听多久就开始分心，一到下午就特别困，有时实在坚持不住就在课上睡着了，醒来后又自责不已。小丽每到考试前夕就开始紧张焦虑，有时在开考前身体还会不停地发抖，常常在考试的时候大脑一片空白。考试成绩节节退步，越考不好小丽就越着急。小丽的脾气也逐渐暴躁起来，遇到一点点小事就会跟妈妈吵架。小丽感觉自己已经没法专心学习了，每天都很累，十分痛苦。

小丽这样的情况并不少见，比如人们为了准备某次重大考试或工作中的晋升选拔，紧张焦虑，甚至吃不下饭睡不好觉。小丽后来去医院就诊后确诊为焦虑症，这是一种较为常见的心理障碍，也是本专题要探讨的异常心理问题之一。

你最近还好吗？有没有因为学习成绩的下降而伤心难过？有没有因为孩子叛逆不听话而生气焦虑？有没有因在工作中进展不顺而灰心丧气？如果有的话，是否表示你已经出现了心理问题或心理异常呢？心理异常真的很可怕吗？本专题将带你了解和认识什么是心理异常，有哪些常见的心理异常问题，以及我们该如何预防和应对可能出现的心理异常问题。

一、心理健康那些事

（一）心理健康是一个谱系

当有人说起心理异常时，你会想到什么？疯子，抑郁症，还是那些影视作品里不太正常的人物？或者你可能会想到另一个词——心理健康。这看似是一对截然对立的反义词，但它们的内涵却不是割裂的。心理健康到心理异常是一个连续的变化过程，心理健康状况是一个连续谱（见图9-1），就像物理学中的光谱一样，红橙黄绿青蓝紫，每一种颜色的波段都是连续无极变化的，是一个谱系的状态。在心理健康谱系中，"正常"与"异常"分列两端。正常到异常之间大致分为"心理健康""心理问题""心理障碍"和"心理疾病"四个阶段。这几个阶段之间并没有绝对的分割界限，各阶段之间是连续发展的。从心理健康到出现心理问题可能是几天的时间，再发展到心理障碍和心理疾病可能又有几个月或者几年的时间。每个阶段之间没有明确的临界点，每个阶段之间也会相互转化，心理健康的可能变成有心理问题的，有心理障碍或心理疾病的也可能恢复到心理健康。当然医学上为了能明确地判别心理状态，区分了各个阶段的不同症状和病程。每个人都是心理健康谱系中的一个点，这个点不是一成不变的，它在不断地变化和发展，它会在谱系的两端之间左右摆动和偏移。

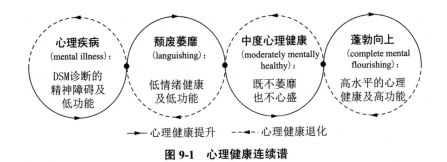

图 9-1　心理健康连续谱

我们从图 9-2 可以看到，从正常无焦虑状态到最后出现惊恐发作、损害正常功能的异常状态，它们之间经历了一个长期的过程，这是一个逐渐发展的过程，并非一下子形成。

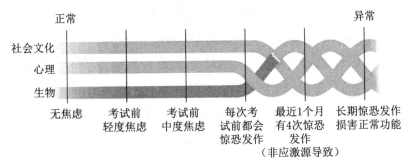

图 9-2　连续谱模型下的三种取向 ①

（二）你关注心理健康吗？

一份近年来关于我国国民心理健康状况的报告提到，心理健康与很多因素有关联。国民的心理健康水平在许多方面呈现出不同程度的差异，有地区之间的差异、年龄的差异、文化水平的差异、职业的差异，等等。

如今，心理健康已经成为大众的热点话题之一。无论是成年人还是青少年学生，大家都越来越重视自己的心理健康。有时会听到学生这样说："某某某最近不大正常，大概心理变态了，他应该去找

---

① 苏珊·诺伦-霍克西玛.变态心理学（第 6 版）[M].邹丹，等译.北京：人民邮电出版社，2017: 27.

你（做心理咨询）。""我这么乐观，怎么可能心理不健康呢？"每当听到这些话，不由得让人喜忧参半。喜的是人们越来越有心理健康的意识，能关注到自己身心状况的变化；忧的是他们对心理健康的认识还不够全面和准确，还需要进一步学习和提高。

（三）究竟什么是心理异常？

在日常生活中，我们可能会听到"他这个人有点不正常""你是不是变态"等说法。在很多人的心里，"变态"这个词毫无疑问是个贬义词，那么"变态"真的那么可怕吗？实际上人们平时说的"不正常"或者"变态"等词，都不是心理学中真正的概念。

在心理学中，异常心理学又叫变态心理学，是心理学科中的一门重要分支。心理异常的判别原则主要有以下三条：

第一，心理活动和心理反应是否合理。一个人正常的心理活动，表现为对外界事物的反应与客观环境相协调，如果心理反应无法与客观环境保持一致，那么这个人就可能出现了异常。比如，如果一个人突然失去了至亲，那么他悲痛难过都是很正常的反应。如果他一点都不难过反而哈哈大笑，那么就可能是异常了。

第二，心理活动和心理过程是否协调。这里说的是认知、情感和意志这三个心理过程之间应相互协调，如果这三者不一致，那么就可能失常。比如，即将面临高考的学生，在认知上能意识到高考的重要性，在内心情感上也是紧张焦虑的，但就是拿不出干劲来专心学习，整个人萎靡不振、懒散拖沓，这就表明可能出现了异常。

第三，心理活动和个性特征是否稳定。一个人在发展的过程中会逐渐形成自己独有的个性特征，在成年之后个性相对稳定，一般不会轻易变化。如果一个人在毫无征兆、毫无缘由的情况下，突然从热情开朗的人变成了冷漠无情的人，那么这个人就很可能出现了异常。

现代社会对异常的判断受到四个维度相互作用的影响，这四个维度常被称为"4D"：功能失调（Dysfunction）、痛苦（Distress）、反常（Deviance）和危险（Dangerous）的行为和感受（见图 9-3）。[1]

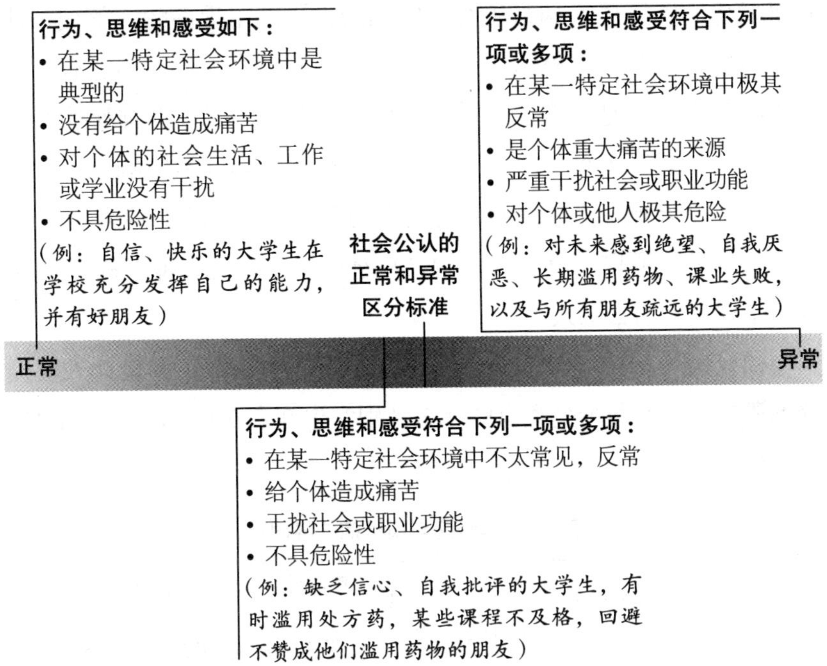

行为、思维和感受如下：
- 在某一特定社会环境中是典型的
- 没有给个体造成痛苦
- 对个体的社会生活、工作或学业没有干扰
- 不具危险性

（例：自信、快乐的大学生在学校充分发挥自己的能力，并有好朋友）

社会公认的正常和异常区分标准

行为、思维和感受符合下列一项或多项：
- 在某一特定社会环境中极其反常
- 是个体重大痛苦的来源
- 严重干扰社会或职业功能
- 对个体或他人极其危险

（例：对未来感到绝望、自我厌恶、长期滥用药物、课业失败，以及与所有朋友疏远的大学生）

正常　　　　　　　　　　　　　　　　　　　　异常

行为、思维和感受符合下列一项或多项：
- 在某一特定社会环境中不太常见，反常
- 给个体造成痛苦
- 干扰社会或职业功能
- 不具危险性

（例：缺乏信心、自我批评的大学生，有时滥用处方药，某些课程不及格，回避不赞成他们滥用药物的朋友）

图 9-3　连续谱模型下的异常 [2]

二、心理异常知多少

异常心理中包含了很多类型，这里我们介绍六种比较常见的心理障碍和心理疾病。

（一）精神分裂症——神经病还是精神病？

日常生活中，我们最常听到的骂人用词大概就是"神经病"了。这个词一般用来表示脑子出了问题或精神不正常，但是"神经病"

---

[1] 苏珊·诺伦-霍克西玛.变态心理学（第 6 版）[M].邹丹，等译.北京：人民邮电出版社，2017：7.

[2] 苏珊·诺伦-霍克西玛.变态心理学（第 6 版）[M].邹丹，等译.北京：人民邮电出版社，2017：3.

的真正含义并非如此。神经病特指周围神经疾病，是一类周围神经系统发生的器质性疾病，患有神经病的人可能出现面瘫、脑梗、抽搐等症状，这类病人就医时需要去神经内科挂号。用"神经病"来骂人的人其实是把"神经病"与"精神病"混淆了。精神疾病又称精神病，是指在各种生物学、心理学及社会环境因素影响下，大脑功能失调，导致认知、情感、意志和行为等精神活动出现不同程度障碍的疾病。所以，骂人应该说"精神病"而不是"神经病"（当然并不是提倡大家去骂人）。

神经病与精神病，这两个名词读起来那么相似，真是让人傻傻分不清楚。它们两个究竟有些什么区别？也许表 9-1 可以让我们有更加清晰的认识。

表 9-1　神经病与精神病的异同点

	是哪里出了问题？	有哪些病症类型？	可能会出现什么症状？	思维能力/判断力正常吗？	需要做哪些检查来确认？	要去哪个科室就诊？
神经病	神经系统	面瘫、脑梗、癫痫、脊髓灰质炎等	麻木、肢体瘫痪、抽搐等	正常	CT、脑电图等	神经内科
精神病	精神/心理层面	抑郁症、焦虑症、强迫症、精神分裂症等	抑郁、焦虑、强迫行为、妄想等	可能异常	大部分没有器质性病变	精神科/心理科/心身科

很多人一听到"精神病"三个字就开始害怕，因为他们脑海里马上会浮现出一个疯子乱挥乱舞的情景。显然这里又把精神病和精神分裂症混为一谈了。精神分裂症是精神疾病中最常见的精神病性障碍，主要表现为妄想、幻觉、言行紊乱及情绪表达减少或意志减退，障碍体征至少持续 6 个月。[①] 第 74 届奥斯卡金像奖最佳影片《美丽心灵》中的纳什教授就是一位精神分裂症患者。

---

① 美国精神医学学会.精神障碍诊断与统计手册（第5版）[M].张道龙，等译.北京：北京大学出版社，2016：94—95.

（二）抑郁症——"老师，我 emo 了"

对于现代社会中的人们来说，"抑郁"这个词早已经不是什么新鲜词了。常常听到身边人说"今天我抑郁了""今天我好丧"，学生也会说"老师，我 emo 了"，大学生的"空心病"也越来越受关注。一时间，好像人生在世不抑郁一下这个人生就不完整了似的。那么是不是一有抑郁或者总说自己丧的人就是抑郁症呢？答案显然是否定的。

抑郁症，又称忧郁症或者抑郁障碍，主要表现为心境抑郁、兴趣减少、体重变化、睡眠问题、精神迟滞、疲劳感、自我价值感低等，症状在连续两周内持续出现。① 抑郁症最大的危害在于病患可能反复出现轻生的想法，甚至实施自杀。日本电影《丈夫得了抑郁症》中的高野干夫就是一位抑郁症患者。

近年来，我国青少年心理问题的检出率中抑郁问题占有相当比例，这已经得到全社会的关注和重视。全社会正在积极行动起来，为青少年构筑起一片健康成长的天空。

（三）焦虑症——不做焦虑型家长

焦虑症是一种比较常见的情绪障碍。一般在压力情境下，很多人会出现焦虑的情况。有的人对考试焦虑，有的人对社交焦虑，还有的人有疑病焦虑，不一而足。过度焦虑可能会出现情绪问题、心身反应，甚至影响任务效率。相反，完全没焦虑也不是件好事。对于面临重大考试的学生来说，过度焦虑可能导致考试结果很不理想，但一点都不焦虑也同样很难发挥出色。耶克斯-多德森定律表明："在一定限度内，动机强度与解决问题效率之间的关系呈倒'U'字形曲线。中等强度的动机水平能使人最有效地解决问题。若动机水平超过一定限度，容易出现情绪紧张、思维紊乱、注意范围狭窄、动作

---

① 美国精神医学学会.精神障碍诊断与统计手册（第 5 版）[M].张道龙，等译.北京：北京大学出版社，2016：154.

素乱、失误增多等情况，反而会降低解决问题的效率。"[1]（见图9-4）所以如果你是正在准备考试的考生，那么只有当你在中等强度的压力或焦虑状态时，你才能发挥出最佳水平。

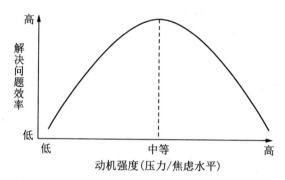

图9-4　解决问题效率与动机强度之间的关系

　　焦虑症又称焦虑障碍，主要表现为过分焦虑和担心，且自己难以控制这种担心，可能出现紧张、易疲倦、注意力难以集中、易激惹、肌肉紧张和睡眠障碍等，持续时间至少6个月。[2]

　　电视剧《小欢喜》《小舍得》中的几位家长都有不同程度的焦虑。《小欢喜》中宋倩对女儿的全方位管束使得女儿完全没有自由，甚至有了轻生的念头；《小舍得》中南俪为孩子的学习成绩焦虑，女儿欢欢在辛苦的补习之路上失去了快乐。这两部电视剧反映了当下家庭教育的现状，家长们的焦虑显然并不能帮助孩子健康成长。

（四）多动症——这孩子怎么分分钟停不下来?

　　常常听到阿姨婆婆们说："我们家的小孩那么皮，是不是有多动症啊?""这孩子怎么分分钟停不下来? 十有八九是多动症。"你是不是曾经也被别人这么说过? 你觉得这些说法成立吗? 其实都有偏颇。

　　多动症又称注意缺陷或多动障碍（Attention Deficit and Hyperactivity

① 桑标.学校心理咨询基础理论［M］.上海：华东师范大学出版社，2017：79—80.
② 美国精神医学学会.精神障碍诊断与统计手册（第5版）［M］.张道龙，等译.北京：北京大学出版社，2016：214—216.

Disorder，简称 ADHD），是神经发育障碍中的一种常见类型。多动症始于童年期，患病率约为 5%。多动症主要表现为注意缺陷以及多动和冲动，症状持续至少 6 个月。[①] 但是，孩子的顽皮捣蛋并不能直接认为是多动症。对于多动症的患童来说，家校需要携手，共同为孩子创建温馨宽容的成长环境，给予他们更多的耐心和理解，尽早干预和治疗。

（五）强迫症——处女座的人都是强迫症？

说到强迫症，你是不是听过这样一句话："处女座的人都有强迫症。"你同意这个说法吗？有的处女座的朋友觉得自己很"强迫症"，但也有其他处女座的朋友会立刻反驳说"胡扯，我怎么一点也不'强迫'！"是的，处女座其实与强迫症完全不搭界。

"我锁门后总是不放心，还要回去再看一下，这个算是强迫症吗？""我妈这个人很爱干净的，每天都要擦擦擦，她是不是有点强迫症？""他总爱把书桌理得干干净净的，是不是强迫症啊？"请放宽心，光凭这些还算不上是强迫症，因为这些表现顶多是有点强迫倾向。

那么究竟什么样的才算是强迫症呢？

强迫症主要表现为具有强迫思维或强迫行为，也可能两者都有。这些思维和行为都是耗时的，并造成了明显的痛苦和重要功能的损害。[②] 其实一个人稍稍有点强迫倾向是一件好事，比如洁癖。一个人爱干净、爱整洁、爱收拾、讲究秩序，这不是难得的优点吗？只要不过度，不引起自己或他人的不适，不影响正常的社会功能，那么就将洁癖进行到底吧。

（六）自闭症——"老师，我有自闭症"

在学校里，有的学生会说："老师，我自闭了！""老师，他有自

---

① 美国精神医学学会. 精神障碍诊断与统计手册（第 5 版）[M]. 张道龙，等译. 北京：北京大学出版社，2016：55—56.

② 美国精神医学学会. 精神障碍诊断与统计手册：第五版 [M]. 张道龙，等译. 北京：北京大学出版社，2016：228—229.

闭症!"听到这些,我们大多会报以莞尔一笑,因为一般能顺利升入高中学习,又能如此顺畅地进行人际交流的学生,几乎不再可能成为自闭症患者了。

自闭症又称孤独症,是神经发育障碍中的一种类型。自闭症通常起病于婴儿12—24个月的时候,患病率已接近1%,主要表现为社交交流和社交互动方面的障碍。自闭症患儿常常无法与人正常交流,看起来像是一直活在自己的世界里,因此他们也被称为"来自星星的孩子"。有一些自闭症患者会在某些领域表现出特别的才能,如果大家看过第61届奥斯卡金像奖最佳影片《雨人》,也许会记得剧中的"雨人"拥有高超的记忆力。

自闭症的治疗需要一个相当长的过程,目前还没有能直接治愈的治疗方法。你可能听说过海豚音疗法,这种治疗方法已经取得了一定成效。最近听闻上海第十人民医院通过粪菌移植治疗百余名自闭症儿童初见成效,这或许是自闭症患者的一道曙光。相信随着科学技术、医疗手段的进步,终有一天自闭症会被彻底攻克。

以上是六种比较常见的心理障碍和心理疾病,但请你不要想当然地对号入座,千万不要随意地给自己或他人贴上某个心理障碍或疾病的标签。如果你对自己有一些疑惑,建议去正规医疗机构的心理门诊找专业人员来评估诊断。

三、心理异常了怎么办?

现在你可能对心理异常的判别标准和几种常见的心理异常问题有了一定的了解,那么你一定更想知道如何才能预防心理异常。如果自己或身边人出现了心理异常,我们又该怎么办?在这里,我想给你提三点建议:

（一）不讳疾忌医，与病耻感说 Bye-bye

心理老师在工作中遇到的最大的无奈是推荐转介的学生不愿去医院，或者家长不愿带孩子去医院就诊（未成年人就诊必须由监护人陪同）。这些学生或家长往往有这几种想法：

其一，不认为自己的情绪或行为有问题，更不认为可能有诊断与治疗的需要。

其二，自己或孩子做心理咨询就行了，没有必要去医院。

其三，去了医院别人就会对自己或孩子有看法，认为自己或孩子是不正常的。

其四，去医院太麻烦了，还要耽误时间。

其五，心理疾病会在医院或学校档案中留下记录，影响升学或就业。

其六，想找一些别的办法来治疗。

其实得了心理疾病就跟得了身体疾病一样，身体会感冒，心理也会感冒。我们只有用正确的心态去看待心理问题、心理疾病，病症才能得到最快的干预和诊治。如果你发现自己可能存在一些心理异常的问题，不要太恐慌，心理疾病不是洪水猛兽，也不要讳疾忌医毫不在意，一味地拖延可能导致病情更加严重。你也不要误以为精神病院就是电影《飞越疯人院》里的恐怖场面，现实中的精神病院就和一般的综合医院一样。现在从省市到区县，各级精神卫生中心或综合医院的心理科都建立了全面的医疗体系，人们可以选择就近的医院去就诊。就诊时需要如实地向医生报告自己的身心状况，这样才能让医生对病人的病情进行准确的评估。医生会对病人的病情做隐私保护，病人的病史并不会直接打印在病历本上，而是由病人自主到护士台单独打印出来；病人的病史也不会留存学校档案或报告给公司，这完全不会影响到当事人的升学或就业，敬请放心。当然，如果你是学生的话，除了在医院接受治疗之外，也建议你将病情如实告知学校，以获得更全面的心理支持。

有这样一个案例，一个学生告诉心理老师，她在确诊为抑郁症后家人并不支持她继续就医治疗，而是在家里请法师作法驱赶妖邪。老师好奇地问学生法师是怎么作法的？学生告诉老师，就是拿几个大鸭蛋在她的头上滚来滚去。她无奈地说："老师，你说生病了都不去看医生，就这样滚啊滚的，病能好吗？"老师也只能苦笑地摇摇头。好在后来经过家校沟通，这个学生最终在家长的陪伴下去医院进行了正规的治疗，病情也渐渐稳定和好转。

大家都知道，上海市精神卫生中心位于徐汇区宛平南路600号，上海人喜欢用"600号"来称呼它。经常会有人说："侬是不是应该去600号了？""侬啊是刚从600号出来呀？"曾几何时，"600号"就是个贬义词，人们对这个地方避之不及，觉得去"600号"的不是疯子就是傻子。让人欣喜的是，随着心理健康知识的不断普及，"600号"已经不再是一个被鄙视的地方了。"自从得了精神病，我就越发精神了。"这句话一度成为网络流行语。"600号"的粉丝群越来越壮大："600号"食堂推出的"中秋精神月饼"一饼难求；"600号"的咖啡奶茶受到大众追捧；刻有"600号出院留念"字样的定制水杯、背包成为网红产品；"600号"的精神画廊也越来越成为一种艺术时尚。勇敢地面对自己的心疾，不讳疾忌医，与病耻感说 Bye-bye，是走出心理异常的第一步。

（二）谨遵医嘱，配合医生积极治疗

在就诊的同时，患者的依从度对于治疗效果往往有很大影响。以下是上海市精神卫生中心一位医生与患者之间的问答，或许这些也是你的疑问，让我们一起来看看医生的回答。

Q1：关于要不要吃药，能不能不吃药

医生：吃药有可能会改善状态，但是不吃药肯定不会改善。没必要的话，医生不会给你开药。早吃药有可能早就恢复了。吃药也不代表你还在生病。

Q2：关于做心理咨询没用，然后来就医吃药

医生：咨询和吃药都有一个过程，不会立竿见影的，要有长期治疗的思想准备。

Q3：关于吃了药，学习成绩还没有提高

医生：学习成绩的问题不是医生关心的主要方面。

Q4：关于吃了药，感觉没效果

医生：一般精神类药物1—2周才起效，通常4—6周才效果显著。

Q5：关于看到自己状态挺好的就自己停药了

医生：治疗有疗程的，减药也需要一个过程，状态稳定了也需要吃一段时间来稳固，医生评估下来说可以停药了才能停。

Q6：关于害怕药物依赖，自行减药量

医生：药量是根据病患体重测算的，不能随意增减，否则影响药效。

Q7：关于换医院、换医生就诊

医生：针对同样的症状，常规用药是差不多的，有些检查譬如智力测验，短期内不能重复做，所以就诊时要把病历一同带来。

如果你去了精神卫生中心确诊了精神疾病，医生很可能会给你开一张用药处方单。药物治疗是精神疾病的一种常用治疗方式，但是一些心理老师在平时的工作中发现，很多病患并不会好好地按照医嘱服药。有的患者担心药物会影响智商，影响身体发育；有的患者担心药物的副作用会给身体带来影响；还有的患者认为吃了药就会有依赖性，可能要一直吃下去。其实这些都是对药物治疗的误解。药物并不会影响智力让你变笨，也不会导致你发育不良；药物可能会带来一些身体反应，但是利弊权衡之下，药物带给你的利显然会大于弊。吃药可能需要一个长期的过程，其间可能需要进行必要的调整。如果想要尽快康复，你要做的就是好好地配合医生，严格按

照医嘱进行服药，不随意删减药量或直接停药，还要记得预约好下一次的复诊时间，按时就诊。

心理老师在工作中发现，那些配合度高、依从度好的病患往往能够较快地好转，康复的周期也相对短一些；而那些自行减药停药，看几次停一阵，发作后觉得严重了再去复诊的病患，其治疗效果就会大打折扣，病症也就很难有效缓解和彻底治愈。

（三）筑起三道"防火墙"，防患于未然

冰冻三尺，非一日之寒。一个人从心理健康到患有心理疾病往往会经过几个月甚至几年的时间。心理老师在工作中发现，那些转介后被确诊中、重度心理问题的学生大多已经有几个月甚至多年的症状和问题。这提醒我们要从预防着手，及时关注自己的身心状况，防患于未然。我们需要设立三道"防火墙"来预防和应对心理障碍和心理疾病。

第一道"防火墙"：在心理障碍产生之前就阻止它的发生。预防是第一道防火墙，要把心理障碍消灭在萌芽之中，不让心理障碍的火种被点燃。

第二道"防火墙"：在形成心理障碍的早期阶段就把它识别出来，阻止其进一步发展。如果已经形成了心理障碍的小火苗，要尽快用灭火器将它灭掉，及时调整心理状态，不能任由其发展。

第三道"防火墙"：对已经患有心理障碍或心理疾病的人，要防止复发，保障生活质量。心理疾病的火苗在燃烧后可能已被扑灭，但是要留心这个火苗是否还有复燃的可能。

心理老师常告诫学生，一定要多关注自己的情绪状态、睡眠和食欲的变化、身心反应等。心理疾病跟身体疾病一样，就像癌症的发生最先是源于身体的细微反应，心理疾病也是从每天的点滴变化中逐渐积累起来的。我们要早发现、早介入、早确诊、早治疗，要关注自己每天的身心状况，及时发现情绪的变化。如果出现了负面情绪一定要及时调整，千万不要任由它发展，你可能一两天没事，

但是一个星期、一个月、几个月之后，它可能就会演变成严重的心理疾病，这个时候再去治疗就要花更大的代价。

（四）趣味小问答

以下观点，你觉得是正确的还是错误的？

V1：得精神病的人都是自己想不开，让他们想开点就好了。

解答：错误。精神疾病的发病原因有很多方面，有生物学因素，有认知方面因素，还有来自环境的因素，所以并不是想开点就好了。

V2：精神病人都是疯子，要小心被他们攻击。

解答：错误。精神病是诸多精神疾病的总称，精神病中有很多类型。在精神分裂症中，有的病患可能会出现攻击行为，但很多精神病患者的思维和自制力都良好。

V3：精神疾病会传染，要远离他们。

解答：错误。精神疾病不属于传染病，不会直接传染他人。不过你可能会被身边人长期的负面情绪所影响倒是事实。

V4：有人说他最近比较丧，估计是得抑郁症了。

解答：不一定。是不是得了抑郁症需要去正规的精神病院由医生诊断来决定，不能由自己来判别。

V5：平时乐观开朗的人不会得抑郁症。

解答：错误。乐观开朗的人也可能得抑郁症，所以一定要关注自己和身边人。

V6：得抑郁症的学生就是在"作"，是矫情，是怕吃苦，不想学习。

解答：错误。有一些家长总认为孩子情绪不佳、不想学习是太"作"了，觉得孩子怕吃苦，不能克服困难。但真实情况可能是孩子已经患上了抑郁症，是家长还不理解。

V7：总喜欢一个人待着，很少跟别人交流的人是自闭症。

解答：错误。自闭症的人是不能与他人进行正常言语或非言语交流的。

V8：多动症的孩子不用吃药，慢慢就会自己好的。

解答：错误。如果孩子已经在正规医院确诊了多动症，那么家长务必遵从医嘱配合治疗，如果医生开了药，那就要监督孩子按时按量服药。

V9：过分追求完美的人容易得强迫症。

解答：正确。强迫症患者中许多人是完美主义者，往往在意细节，不能容忍瑕疵。如果一个人过分追求完美，那么他得强迫症的风险会增加。

V10：进食可以缓解焦虑，所以有焦虑时就去大吃一顿吧。

解答：错误。进食对很多人来说确实是一种有效改善焦虑的方法，如香蕉、菠菜、深海鱼类等食物都被证明对缓解焦虑有帮助。适度摄取这些有益身体的食物会有好处，但是暴饮暴食就可能引发更大的焦虑了。

■ 拓展阅读

1. 岳晓东.登天的感觉：我在哈佛大学做心理咨询［M］.北京：北京联合出版公司，2016.

2. 蔡春猪.爸爸爱喜禾：你一直在和自己玩［M］.长沙：湖南文艺出版社，2018.

3. 傅安球.实用心理异常诊断矫治手册（第5版）［M］.上海：上海教育出版社，2019.

（上海市建平世纪中学　姚俊）

阳光总在风雨后
——谈谈挫折应对

即使跌倒一百次，也要一百零一次地站起来。

——张海迪

引 例

心理学家做过这样一个实验：

将一只饥肠辘辘的鳄鱼和一些小鱼放在一个水族箱的两边，当中用透明的玻璃分隔开。一开始，鳄鱼会直接冲向小鱼，一次、两次、三次，多次进攻都没有结果后，它就不再往前冲了。这时把玻璃抽掉，鳄鱼依旧不动，它放弃了所有的努力，只是毫无希望地盯着那些在它眼皮底下游来游去的小鱼，最后被活活饿死了。

这个小实验也许会让我们嘲笑鳄鱼的愚笨，可是面对不断出现的挫折和失败，我们是否也会像故事里的鳄鱼那样放弃所有的努力而听天由命了呢？

在人生历程中，我们要冷静从容地面对随时可能会出现的挫折，不要把挫折看作一种打压与否定，而应把它看作对自己的一次考验和一个磨炼坚强品质的契机。同样，我们还应该看到更深的内涵：在挫折后面，也许就是自己需要达到的目标。要在挫败中看到其中蕴含着成功的可能，要像成功者那样对自己充满信心和希望，那事情就一定有成功的可能。有一句谚语说："如果你拒绝了失败，实际上你就拒绝了成功。"只要能冷静地对待挫折，经受挫折的考验，就一定能收获成功。也许，一次勇敢的尝试，你的梦想就实现了。不管怎样，就让我们再试一次吧！

一、什么是挫折？

心理学告诉我们，挫折就是人在实现目标的活动中，因遇到了无法克服的障碍和干扰而产生的一种心理现象，是人的需要或动机没有得到满足而产生的紧张情绪和情感刺激，是一种普遍存在的社会心理现象。

挫折产生的原因多种多样，一般来说包括客观因素和主观因素。

先说说客观因素。它包括自然环境与社会环境产生的影响。自然环境影响是指个人能力无法克服的自然因素，比如地震、台风、雷电、衰老、疾病、死亡等。社会环境影响则是指所有个人在社会生活中所遭到人为因素的限制或发生的不幸事件等，比如，学生考试临场发挥不利，导致自己失去上重点高中或大学的机会；公司破产倒闭，老板跑路引发员工失业等。同自然环境因素相比，社会环境因素更易引起挫折，而且后果往往更复杂、更严重。

再说说主观因素。主观因素涉及生理与心理两方面。生理原因导致的挫折，是指个体本身因生理条件，比如容貌、身材、体质等方面的缺陷或疾病所带来的限制，而无法实现预期目标。心理原因的影响是指个体因智力、性格、气质、情感、意志等心理素质的欠缺与不足，而影响动机和目标的实现，从而诱发挫折，比如能力差、意志薄弱、反应迟钝等，这些都会阻碍个人在生活、学习、工作及人际交往方面获得成功体验。处于求学时期的学生身心尚未发育成熟，遇事易冲动走极端；面对挫折压力，一时想不开，个别的甚至会产生轻生念头。

二、面对挫折的反应

一个人只要遭遇挫折，就一定会产生相应的心理应对。受容忍力强弱等自身因素的影响，人在遭受挫折时的感受是不同的。另外，对于同样的生活事件，不一样的人会有不一样的应对方式；同一个人在不同的环境下，对相同的生活事件也可能会有不同的应对方式，所以，心理应对也具有较明显的个性特征。

挫折下个体的心理反应各不相同，一般可将其分为积极性的心理反应和消极性的心理反应两大类。

（一）积极的心理反应

积极的心理反应是保证心理平衡、维护心身健康的重要前提。积极、乐观能正向自我强化，比如通过从事其他有益的活动来补偿、转移因遭受挫折而带来的消极情绪；通过提高认识，将情感升华并导向比较崇高的方向等。

积极的心理反应促进积极的行为反应。这里主要包括：

认同。指的是让一个人在遭遇压力困境与重大挫折时通过自觉效仿他人有益的经验、学习他人的优良品质等方式、方法，使自己原有的人生思想、信仰、目标意识和社会言行方式更有利于适应现实环境、社会条件的特定要求，从而使自己逐步增强获得成功的自觉信念与人格勇气。

升华。指的是一个人因种种原因无法达成原来制订的目标时，使用另外一种比较崇高的、有社会价值的目标来代替原来制订的目标，以此弥补因为挫败而失去的自尊自信，从而减轻因挫败而造成的痛苦。比如屈原被流放以后写出《离骚》；歌德在失恋中得到灵感写出脍炙人口的世界文学名著《少年维特之烦恼》；别林斯基说过："不幸是一所最好的大学。"许多自学成才的青年，许多在事业上做出成绩的人，几乎都是从这所大学毕业的。

补偿替代。也就是人们常说的"失之东隅，收之桑榆"。在现代社会生活中，出于主客观因素的限制和障碍，个人的某个目标可能无法实现，这时他们往往会用一个新的目标来代替原来的目标，用新目标获得成功的体验去弥补原来目标没有实现的痛苦。比如，因身躯残缺而认真钻研技术；因中年丧子而热心公益事业；因家庭变故而关爱社会老人等，都可以发挥有益的补偿作用。生活的天空那么辽阔，施展本领的天地如此广大，原先的目标受挫时，不妨通过别的途径达到目标，或改变原有目标用其他目标代替。而积极参加文体活动，如打球、散步、打太极拳，以及写诗作赋、书画琴棋等，则可消除紧张刺激及挫折感的负性影响，使人心情舒畅，忘却忧愁，是极好的替代行为。只要个体有较强的自我调控能力，一般都能在碰到挫折而忧烦不快之时，选择适当的补偿替代行为，让自己免于思虑不快事件和回味失败细节，松弛精神紧张状态，排解不良心境的困扰。东方不亮西方亮，旱路不通水路通，只要你持之以恒，就一定能实现自己的理想。

幽默。指的是用机智、风趣、自嘲、调侃的方式化解心理挫折困境，处理各种令人尴尬难堪的生活场面，冲淡和排解不快情绪，缓解精神紧张和增强心理承受能力，并让生活更有情趣和活力。一般来讲，具有成熟人格和较高心理修养的人，经常会用幽默的方式来及时处理所遇问题，化险为夷，大事化小。比如，有些矮个子的人在面对别人嘲笑他个子矮的时候，能够坦然地以"浓缩的就是精华"来缓解尴尬的场面，既摆脱了困境又维护了自己的面子。应该说幽默是值得运用的应对压力与挫折的积极行为反应方式之一。

（二）消极的心理反应

消极的心理反应由于可以在某种程度上暂时保持心理平衡，不至于使人产生很大的精神波动，同时可能还会使人获得某种转机，因而也具有一定的积极作用，但如果运用过度或运用不当，同样可能会造成心理病态。比如，在虚幻中追求满足，否认已发生的不愉快或失败事件，相信命运的迷信思想等。

消极的心理反应可能导致消极的行为反应，这里主要包括：

攻击。人在受到挫折后，引起内心的愤怒、怨恨，在不理智的情况下这种愤怒情绪会指向自认为造成挫折的对象——人或事物，表现出怒目而视、讥讽、谩骂、挖苦、殴打等行为。按照攻击的表现方式可分为直接攻击和转向攻击两种。直接攻击多数是采用殴打、讥讽、辱骂等形式，通过侮辱对方的人格等来发泄自己的不满；转向攻击类似寻找"出气筒"，把"气"出到不相关的人或物上，将其作为发泄的替代对象。例如，一些人受挫折后摔门、砸碗，一些人转向孩子、爱人或父母发脾气等。

倒退。又叫退化或回归，是指人在面对挫折后，表现出与自己年龄、身份不相称的幼稚行为。如一个成年人在遭受挫折时会像小孩子一样哭闹、喊娘等。退化还可以表现为依赖性增强，如原来可以自己独立或大部分独立完成的事情，现在必须依靠他人协助或完全依赖他人帮助才能完成。发泄心中的不满和博取别人的关注是倒退这种受挫后表现的根本目的。

自杀。是指个体在面对压力与挫折后表现出的一种极为消极与极端的行为反应。比如，老师向家长反映孩子的问题，家长一怒之下当众打了孩子，孩子转瞬从楼上直接跳了下去；再如，恋爱中的男女双方，一方提出分手，另一方在极端情绪之下伤及对方的生命，也同时结束了自己的人生。自杀更多的是遭遇挫折之后的自我价值感完全丧失，这一行为实际扼杀了自己未来的所有可能性，是所有面对困境的可能选择之中最为糟糕的选择。

固着。有些人遭遇挫折后，从来不分析失败的原因，而是盲目地重复导致他挫折的无效行为，这个不断重复的无效行为就是固着。"碰鼻子后还不知转弯"就是固着的最好解释。这种情形比较多见于惊慌失措的状态中，如丢失了重要东西，明知这东西是在外面遗失的，仍然不停地在室内翻箱倒柜，并且不止一次地重复这种无效行为。在学校里，最明显的表现就是有些失恋者，明知对方已经无意于自己，却仍然徘徊于往日约会的地方，久久陷于痛苦之中。

反向。又称"矫枉过正"现象。人遭受挫折后，由于生怕自己原来采用的行为方式不能为社会所容许，但是又不敢正面表露自己的真实动机，为了求得心理的平衡，便从相反的方向表示出来，从而掩盖自己的本意，这实际上也是对个人的冲动和欲望进行压抑的一种心理防御机制。比如，一个女性对某人有好感，但在和他见面时，反而采取冷淡的态度；也有的人总爱在别人面前炫耀自己，这恰恰反映了他内心有怕别人瞧不起自己的自卑感。

逃避。指的是一个人在现实生活中遭受挫折及冲突后，不能自觉地面对它们，而是以避开矛盾冲突的方式去消极地应对。逃避主要有逃到另一"现实"中、逃向幻想世界、逃向网络的虚拟世界等三种表现方式。

压抑。这也是一种防御机制，是指在学习、生活中，常常把不愉快的经历不知不觉地排斥于意识之外，刻意地不去想、不回忆。由于压抑，会让人觉得不愉快的经历好像被忘记了，可以让人在现实中暂时性地感受不到焦虑与恐惧。

文饰。指的是吃不着葡萄说葡萄酸，自己得不到的东西就说不是好东西的这种现象。它也是一种心理防御方式，在心理学中也被称为合理化。为了掩盖失败，就用似是而非的理由证明自己的行为是对的，来保持自己内心的平衡。比如阿 Q 精神就是这一心理的反映；再如学生考试不及格，就说考试太难且考题超出大纲要求。

三、挫折对人生发展的意义

英国哲学家培根曾经说过："超越自然的奇迹多是在对逆境的征服中出现的。"大家都希望在自己的生活中多些顺利少些挫折，多点快乐少点痛苦，但命运似乎总爱捉弄一些人、折磨一些人，带给他们失落、痛苦和挫折。

记得很久以前看过这样一个故事：

一个小孩发现草地上有一个蛹，就把它带回了家。没过几天，小孩发现蛹壳慢慢裂开，里面的蝴蝶在痛苦地挣扎着，好像身子被卡住了出不来。天真的小孩看到蛹中的蝴蝶痛苦挣扎的样子很不忍心，就拿起剪刀把蛹壳剪开，帮助蝴蝶尽快地脱离蛹壳。然而，正是因为这只蝴蝶没有经过破蛹前必须经历的痛苦挣扎，导致其身躯庞大臃肿，翅膀十分干瘪，反而不能飞起来，最终死了。当然，这只蝴蝶带给孩子的欢乐也就随着它的死亡而消失了。那你肯定会问：这只蝴蝶为什么会过早死掉？原因就是它缺失了成长中必须在蛹中经过痛苦挣扎，直到翅膀强壮才能破蛹而出的必然过程。

其实，人的成长历程也大致如此。人生在世，谁都会遇到困难挫折，适度的困难挫折具有一定积极励志的意义，它可以帮助人们驱走惰性，激发人自身的潜能，促使每个人积极向上；它能够使人成熟，使人变得更加聪明睿智，激励人自强不息；它能够使人真正享受成功的喜悦，锻炼人的意志力，使人更好地适应现代社会。

挫折是激发人的潜能的契机。如果你是一位学生，当你遭遇挫折时，你应该想到这可是一个激发自己潜能的契机。告诉自己：挑战的机会来了，只要不退缩，自己有的是潜能；在探究精神之下，通过研究性学习，无论结果如何，这一过程总能帮助自己切实掌握更多的知识。

挫折能增强人的心理承受力。也许你平时顺风顺水惯了，很少遭遇挫折，遇事会有"输不起"的性格，于是一遇到挫折就会因为愈加害怕困难、害怕失败而不愿意去面对。这里教你一个小方法：可以在平时的生活中人为地设置一些小障碍，这样可以增强你对挫折的心理承受能力，进而增强你的非常宝贵有益的坚持性。

挫折使人享受成功的喜悦。如果你是一名学生，当你通过自己的努力在学习过程中攻克了一个难题时，相信你一定会非常快乐，这要比从别人那里直接获得答案更让自己感到愉悦。因为"吃别人嚼过的馍没有味",那些现成的知识是别人已经整理好的,只有自己努力探索与探究习得的知识才是更有意义的"宝藏"。"纸上得来终觉浅,绝知此事要躬行",说的就是这个道理。

挫折使人更好地适应社会。如果你像一朵温室里的"花",在成长中很少遭受挫折,也缺乏正确应对挫折的心理准备与现实准备,那么将来你在适应社会生活时会非常被动。只有在遭遇挫折中,学会应付挫折的有效方法,在灵活应对挫折中磨砺心志,才能在未来面对不确定的真实世界的挑战中,更有信心与能力去应对。

四、如何对待挫折

挫折对人的影响有着两重性。就一个侧面而言,它会使人失望、消极、痛苦、颓废,或一蹶不振,或引发粗暴的消极对抗行为;它还可能使一些心理脆弱的人失去对生活的信心,甚至放弃一切努力乃至生命。就另一个侧面而言,挫折给人以教益,使人们变得聪明智慧;它也能锻炼人的意志,使其变得更加坚强、成熟,同时激励人发奋图强,在逆境中崛起。我们在面对生命历程中总会遇到的挫折时,如何能获得积极的影响,从而减少或规避消极的影响,这与我们怎样对待挫折有关。

(一)读故事《被落井下石的驴》

乡下一位农夫有头老驴子。有一天,老驴子不小心跌进了田里的一口枯井。农夫看到老驴痛苦地挣扎,听着它痛苦地哀鸣,左思右想,觉得自己没有好办法救它,可又不忍心看着它痛苦挣扎而死,就决定往井里填土,把老驴闷死,这样老驴就可以早些脱离苦海了。于是,农夫就开始往井里填土……

如果让你来写结尾,你会怎么写呢?驴被土闷死了吗?还是驴又活过来了呢？我们来看看故事的结尾吧：

当农夫开始往井里填土时，老驴子被吓得发出悲哀的号叫，紧接着，老驴子安静了下来了。此时老农发现，每一铲土落下时，老驴子都在做着一件令人惊奇的事情：努力抖落掉在背上的泥土，踩在脚下，然后踏着土块，往上走一步。不管土块打在背上有多疼，那只老驴子就是不放弃。终于，在老农惊奇的目光中，驴子潇洒地走出了枯井。原来会埋葬它的泥土堆，最终却拯救了它！

看到这个结果，你是不是有些意外呢？其实这个结果，完全得益于老驴子面对困境时所持有的态度。人生不也是一样吗？当我们遭遇困境时，积极的人在每次危难中都看到机会，他们总是积极乐观，跟命运做斗争，想尽办法去解决问题，然后悦纳无可改变的事实，另辟蹊径。而悲观的人在每个机会中都看到了危难，他们不会直面困难，只喜欢知难而退、怨天尤人，替失败找借口而不去为解决问题找办法，最终挫败感会如影相随。

（二）面对挫折的态度

我们常说，一个积极的人就像太阳，照到哪里哪里亮；一个消极的人就像月亮，初一十五阴晴不定。所以有什么样的想法就决定我们过什么样的生活、造就什么样的未来。虽然我们不能改变环境但可以改变自己的想法；我们不能改变自己的容貌但可以展现自己的笑容；我们不能左右他人但可以掌控自己；我们不能预测未来但可以把握好今天；我们不能尽善尽美但可以尽心尽力！

所以当你遇到挫折时，牢牢记住下面"五个不"：

一是不要怕——每个人都会面临挫折。你要知道烦恼人人有，挫折时时来，是人就会有烦恼和挫折，没有烦恼和挫折的人生根本就是一种幻想。追求那种没有挫折的生活，只是白白耗费生命而已。

二是不要逃——每次挫折都会过去。请你相信挫折不会一直存在，生活还要继续下去！黎明前总有黑暗的时候，风雨后必然是晴空；冬天来了，春天还会远吗？自然规律如此，人的生命也一样。

生命的冬天终会过去，你的挫折当然也会有一个结果。

三是不颓废——每次挫折都有转折点。你要知道任何问题都隐含着创造新机的可能。挫折可以打击人，给人带来损伤，但同时也能使人发奋、振作、成熟，从中得到修炼，就像巴尔扎克所讲的："世界上的事情永远不是绝对的，结果完全因人而异。苦难对于天才是一块垫脚石，对于能干的人是一笔财富，对于弱者是一个万丈深渊。"

四是不绝望——每次挫折都会对人产生影响。有句话是这样讲的："生活是一面镜子，你对它笑，它就笑；你对它哭，它就哭。"面对挫折，你也要有这种态度。也许你在这件事上是"不幸"的，但你在其他事情上可能很幸运，和那些倒霉者相比，你可能还是一个非常幸运的人。

五是不陷入——不要盯住挫折不放。如果挫折已经发生，我们应当积极面对它，同时寻求解决的方法；如果挫折已经过去，那就应当及时丢弃忘掉，不要总是纠结在这个挫折中，把自己留在这个不舒服的记忆里。

（三）面对挫折的行动

在困难和挫折的三岔路口，你要做哪种人呢？是胆小、脆弱的人？是意志不坚定、容易满足的人？还是意志坚定、有信念的人？面对挫折，我们完全不必害怕，更不用退缩、逃避，而应该勇敢地面对！你可以学习以下行为策略：

1. 正视挫折，寻找原因

你可以先静下心来，正视挫折，分析挫折产生的原因，把可能的问题寻找出来，再探寻出解决问题的方法。这样不但可以克服和消除挫折，还可以磨炼你的意志。我们知道强者在面对挫败时，不是不知所措，而是积极反思，找出不足，并及时采取补救措施；同时，吸收经验教训，改变策略，以此提高个人解决问题的能力。

2. 学会宣泄，摆脱压力

你可以分散挫折带来的压力，不要把痛苦闷在心里。当你遇到困难、碰到麻烦、同学之间发生矛盾、和父母有了冲突等时，都可以找信得过的同学、老师、家长、亲友谈一谈，把内心的冲突和不满表达出来，因为倾诉本身就是一种用语言将内心的情绪外化的方式，它有助于改善情绪，同时也可以减轻挫败感，增强自信心。倾诉表达、合理宣泄还能获得别人的理解、共感与帮助，解开结在心里的疙瘩，达到内心的平衡。

3. 情绪转移，寻求升华

当遭受挫折后，一般人总把思维情感集中于挫折情境之中，产生度日如年的感觉，这样的话必然难以摆脱沮丧、痛苦等不良情绪的困扰，不利于尽快从挫折情感中恢复过来。此时，最好是通过一定的方法和措施转移自己的注意力，比如可以通过自己喜爱的兴趣爱好，如唱歌、跳舞、画画、体育健身等方式，丰富自己的情感，转移自己的注意力，让自己从难以忍受的挫折感中解脱出来。这时也需要用意志去控制自己的情感，使之升华至一个较高的境界，帮助自己忘却暂时的不愉快，使自己的动机和行为更加适应，更有利于社会和个人的发展。还可以转念想想挫折的积极意义，把失败看作是成功的开端，激发出加倍奋斗的力量。不少人在逆境中反而大有作为，干出了大的成绩，这就是情感升华的结果，如"化悲痛为力量"就是升华的一种典型表现。

4. 学会幽默，自我解嘲

"幽默"和"自嘲"是一剂可以宣泄胸中积郁、平衡调整心态、制造好心情的绝妙良方。如果你遇到了挫折，不妨采用阿Q的精神胜利法，比如"有舍才有得""吃亏就是福""破财能消灾"等来调节一下你失去平衡的心理状态；或者用"难得糊涂"的自嘲方式来看待挫折，调整心态。这里向大家介绍一下自我安慰法，就是面对挫折不消沉，拿出勇气，自我安慰、鼓励。比如：用许多幽默生动而富有风趣性的比喻与语言去开释一下自己偏激的消极心理行为，放松自己的心态；用一些激励性的座右铭鼓励自己，努力让自己乐观开朗，坚信自己能战胜挫折。一旦懂得和掌握了这些办法，就能在挫折面前自觉地摆脱困难，努力做生活的强者，同时接受最终的结果。

5. 直面挫折，主动求助

当你遇到挫折而不知该如何面对时，可以自助、互助，必要时也可以寻求"专助"。你可以通过寻求心理咨询来宣泄心中的烦恼，让心理咨询师通过倾听、引导，宽释、缓解你心中的紧张和冲突，提高你的适应能力，维护你的身心健康。心理求助不仅可以为遭遇挫折的人提供心理宣泄的机会，而且能帮助他们学会正确地认识挫折和掌握应付挫折的方法。

6. 再接再厉，锲而不舍

遇到挫折时，你需要勇往直前的精神。但在实施过程中，也需要不断地看一下自己的目标是否合适、合理，否则就需要对目标进行调整，这样才能从真正意义上摆脱挫折带给自己的困扰。调整目标法是个不错的方法，因为产生挫折的一个重要原因就是目标与现实之间存在较大的差距，而且理想目标也不一定具有现实性。比如在游泳比赛中只想拿冠军，结果未能如愿而无比挫败。因为只有一个冠军，而且参与比赛的都是强对手，影响结果的因素也有许多，所以如此刚性的目标原本就有不合理性。因此，我们要学会自己分析原定的目标，结合实际进行目标的调整与修订，让自己跳一跳能够得着这个目标，变压力为动力，这样，内心自然有力量来抵抗挫折，提高自己的心理适应能力。相信在你的努力下，迎接你的就将是满意的感觉而非挫败感了。

总之，挫败只是我们身边暂时的过客，我们只要做到把挫败转化为压力和前进奋斗的动力，不断调整自己的心理状态，坚定地朝着自己的既定目标前进，同时拥有弹性，根据现实状况做不断的、必要的调整，就一定能保持奋发进取的积极状态，不断走向成长。

五、练一练

生活中，我们多多少少都遭遇过挫折，也恰恰是这些挫折，让我们逐步生成了自己明确的方向，振作了奋斗精神，磨炼了意志品质，增长了能力才干，获得了大大小小的成就。所以说，挫折是压力更是动力，也是一剂是清醒剂，能催人奋进。当我们面对挫折时，请不要抱怨，而是应该感谢；不要灰心丧气，而是应该更加努力。

（一）让我来练一练

应对挫折，大家使用的方法可能各有不同。下面请你举例说说自己所遇到的挫折并简单列举自己努力摆脱挫折感的方法。例如：

当我绘画比赛落榜的时候，我会看看书、唱唱歌、聊聊天。

当_____，我_____。

当_____，我_____。

当_____，我_____。

当_____，我_____。

当_____，我_____。

（二）让我来选一选

1. 挫折所造成的后果是消极的还是积极的，完全取决于人们的（　　　）。

A. 物质条件 　　　　　　　B. 身体状况

C. 心理准备 　　　　　　　D. 对挫折的态度和承受能力

2. 挫折孕育着成功是指（　　　）。

A. 挫折就是成功 　　　　　B. 挫折有积极作用的一面

C. 挫折与成功无关 　　　　D. 经受的挫折越多越成功

3. 挫折的积极作用表现在（　　　）。（可多选）

A. 能直接导致成功　　　　B. 能增长人的聪明才智

C. 能激发人的进取精神　　D. 能磨砺人的意志

（答案：1. D　2. B　3. BCD）

（三）让我来测一测

面对挫折与逆境时你是否坚强？请根据实际作答：

Q1：你是否比以前更容易发怒？（　　　）

Q2：你的睡眠是否有麻烦？（　　　）

Q3：你是否经常摇动双脚？（　　　）

Q4：你对一切事物的兴趣是否较以前降低？（　　　）

Q5：你是否觉得自己的学习压力太大？（　　　）

Q6：你是否觉得自己比别人懒惰？（　　　）

Q7：你是否觉得自己不善于自理？（　　　）

Q8：你是否经常妒忌他人？（　　　）

Q9：你是否不清楚学习的意义和作用？（　　　）

Q10：你是否不喜欢你的父母、老师和同学？（　　　）

Q11：你是否经常在一段时期内觉得决定一些事情有困难？

（　　　）

计分标准："是"计1分，"否"计0分。

温馨提示：分数多少与你的良好状态负相关。也就是说，相对而言分数低一些好。但不要太看重分数！

（四）让我来读一读

困难与折磨对于人来说，是一把打向坯料的锤，打掉的应是脆弱的铁屑，锻成的将是锋利的钢刀。——契诃夫

即使跌倒一百次，也要一百零一次地站起来。——张海迪

天将降大任于斯人也，必先苦其心志，劳其筋骨，饿其体肤，空乏其身，行拂乱其所为，所以动心忍性，增益其所不能。——孟子

挫折对于天才是一块垫脚石，对于能干的人是一笔财富，对于弱者是一个万丈深渊！——巴尔扎克

千磨万击还坚韧，任尔东西南北风。——郑燮

卓越的人一大优点是：在不利与艰难的遭遇里百折不挠。——贝多芬

■◆ 拓展阅读

1. 张健鹏，胡足青. 心里的锁 [M]. 北京：九州出版社，2007.

2. 岳晓东. 少年我心——一个心理学者对自我成长的回顾与分析 [M]. 上海：上海人民出版社，2007.

3. 雪莉·珊贝利. 挫折：从自我破坏到成功的途径 [M]. 缪静玫，译. 哈尔滨：哈尔滨出版社，2003.

4. 万永勇. 中外名人成才故事大全集 [M]. 北京：中国华侨出版社，2010.

5. 海伦·凯勒. 假如我给我三天光明：海伦·凯勒自传 [M]. 李汉昭，译. 北京：华文出版社，2002.

6. M. 斯科特·派克. 少有人走的路 [M]. 于海生，译. 长春：吉林文史出版社，2007.

7. 布鲁克斯，戈尔兹坦. 挫折教育让孩子受益一生 [M]. 冯克芸，陈世钦，译. 沈阳：万卷出版公司，2010.

（上海市第六师范学校第二附属小学　盛秋蓉）

防沉迷手册
——谈谈网络成瘾

> 要善于网上学习，不浏览不良信息；要诚实友好交流，不侮辱欺诈他人；要增强自护意识，不随意约会网友；要维护网络安全，不破坏网络秩序；要有益身心健康，不沉溺虚拟时空。
>
> ——《全国青少年网络文明公约》

引 例

周六一早，小明妈妈有些急事要出门。出门前，她关照小明："抓紧时间完成作业哦！"小明爽快地回答："没问题，妈妈，你放心去忙吧。"

小明心想：周末有一堆任务要完成，我得抓紧一点。突然手机响了，朋友发来微信，小明心想先把微信回了吧，不能让朋友等着。一来一去，聊了一小会儿，微信新信息出现了小圆点，点开看看朋友圈的最新状态。对了，蚂蚁森林能量还没收呢，赶紧收一下能量，不然能量都被偷走了；等他回过神来，一个小时过去了，写会儿作业吧。但作业写了一刻钟，他感觉好累呀，于是刷了会儿抖音、玩了会儿游戏放松一下……不知不觉两个小时过去了，妈妈忙完回家了。一打开门，就看见小明手握手机，立马质问他："你做了多少作业呀？不会一直都在看手机吧！"小明默默低下了头……妈妈瞬间炸了，对他大吼："一天天的，就知道看手机，你看你都废成什么样了？"

这样的场景对你来说熟悉吗？你是否也经常碰到这样的情况？

离开了手机，便浑身难受。你总是习惯性地拿着手机，在各个 App、游戏中"穿梭"，忙得不亦乐乎，时间倏地一晃而过，才发现作业没完成、正事都没干多少，继而产生了自责、后悔等情绪。有时，因为眼睛一直盯着屏幕，感觉头昏眼花，但总停不下；时间匆匆流过，基本全消耗在众多的信息、视频、游戏中，感慨生活的无聊，却又很难改变……

当今社会，手机对于人们来说，越来越重要，它使得我们的生活更为便捷，满足了我们工作、娱乐、生活的各种需求。意志力强的成年人也会在手机中沉迷，所以孩子喜欢玩手机、玩游戏也是非常正常的。在这个虚拟的世界中，个体可以获得成就感、归属感。也许你会好奇，究竟到什么样的程度，才算是网络成瘾呢？孩子成天抱着手机、平板，算不算沉迷呢？

一、谈谈网络成瘾

其实，国家卫生健康委员会发布的《中国青少年健康教育核心信息及释义（2018 版）》对网络成瘾的定义及其诊断标准进行了明确界定。网络成瘾指在无成瘾物质作用下对互联网使用冲动的失控行为，表现为过度使用互联网后导致明显的学业、职业和社会功能损失。其中，持续时间是判断网络成瘾障碍的重要标准，一般情况下，相关行为需至少持续 12 个月才能确诊。

看了这个概念，你可能还是一头雾水，不要着急，给大家一个简单的自测，有兴趣的话，可以来做做。

表 11-1 为大家展示的是美国匹兹堡大学心理学家金伯利·S. 扬（Kimberly S. Young）在 1996 年编制的网络成瘾测验量表（Internet Addiction Test，简称 IAT）。该量表一共由 20 道题目组成，每道题有 5

个选择项目，属于五级量表，1=几乎没有，2=偶尔，3=有时，4=经常，5=总是。请大家根据自己过去一个月内的实际情况如实填写。

表 11-1　网络成瘾测验

题号		几乎没有	偶尔	有时	经常	总是
1	你觉得上网的时间比你预期的要长吗？	1	2	3	4	5
2	你会因为上网忽略自己要做的事情吗？	1	2	3	4	5
3	你更愿意上网而不是和亲密的朋友待在一起吗？	1	2	3	4	5
4	你经常在网上结交新朋友吗？	1	2	3	4	5
5	生活中朋友、家人会抱怨你上网时间太长吗？	1	2	3	4	5
6	你因为上网影响学习了吗？	1	2	3	4	5
7	你是否会不顾身边需要解决的一些问题而上网查 Email 或看留言？	1	2	3	4	5
8	你因为上网影响到你的日常生活了吗？	1	2	3	4	5
9	你是否担心网上的隐私被人知道？	1	2	3	4	5
10	你会因为心情不好去上网吗？	1	2	3	4	5
11	你在一次上网后会渴望下一次上网吗？	1	2	3	4	5
12	如果无法上网你会觉得生活空虚无聊吗？	1	2	3	4	5
13	你会因为别人打搅你上网发脾气吗？	1	2	3	4	5
14	你会上网到深夜不去睡觉吗？	1	2	3	4	5
15	你在离开网络后会想着网上的事情吗？	1	2	3	4	5
16	你在上网时会对自己说"就再玩一会儿"吗？	1	2	3	4	5
17	你会想方法减少上网时间而最终失败吗？	1	2	3	4	5
18	你会对人隐瞒你上网多长时间吗？	1	2	3	4	5
19	你宁愿上网而不愿意和朋友们出去玩吗？	1	2	3	4	5
20	你会因为不能上网变得烦躁不安、喜怒无常，而一旦能上网就不会这样吗？	1	2	3	4	5

最后，把每个条目的总分加起来，40—60 分为轻度网络成瘾，60—80 分为中度网络成瘾，80—100 分为重度网络成瘾。

结果出来了吗？你的网络成瘾程度是怎样的？没有问题，还是轻度、中度，甚至是重度的网络成瘾？当然，这个测试结果仅供参考，不要因此而给自己下定论。如果你怀疑自己网络成瘾，请到医院进行专业的诊断。

这里，再向大家介绍网络成瘾和网络依赖的区别，帮助大家更好地认识网络成瘾的实质（见表11-2）。

表 11-2　网络成瘾与网络依赖的区别 [①]

	网络成瘾	网络依赖
对现实生活的影响程度	严重影响生活，除了维持生命需要的吃和睡，时间与精力都花在网上	一旦有空闲时间就想上网，但仍旧能保持正常的社会生活
人际交往	实际生活中没有人际交往，自我封闭	和周围人正常交往
情感表现	情感淡漠，和家人、朋友没有语言交流	情感表现正常，有固定的社交圈
思维意识	依赖虚拟世界，厌恶现实	能分清虚拟和现实
心理病症	伴随程度不同的抑郁、焦虑、人际交往障碍等问题	没有心理上的病症
大脑激素水平	5-羟色胺不平衡	5-羟色胺平衡

从表11-2可以看出：网络成瘾和网络依赖最主要的区别主要体现在现实生活受影响的程度、人际交往、情感表现、思维意识、心理病症和大脑激素水平等方面；网络依赖对人的影响比较有限，而网络成瘾则对人的身心状态造成了较大的负面影响。

了解到这里，很多朋友可能都会长舒一口气，自己或自家的孩子还好没有达到网络成瘾的程度，网络还没有严重影响其生活，甚至使其产生心理病症。如果只是轻度网络成瘾或者网络依赖，问题还不是很大，但中度甚至是重度的网络成瘾则会对人的生理、心理、社会关系等产生很大的危害。下面这一部分我们将继续对此进行探讨。

---

① 陈刚，张亚．孩子，我拿什么拯救你——给网络成瘾中学生家长的一本心理自助书［M］.上海：上海教育出版社，2010：21.

二、网络成瘾的影响与危害

进入互联网时代，人们可以通过网络获取更多的信息，获得更多快乐，丰富业余生活，找到更多归属感、胜任感。但网络这把"双刃剑"也在无情地吞噬着人们的身心健康，并导致了一系列的家庭、社会问题，比如孩子因迷恋游戏、手机而厌学，亲子冲突严重等。

1. 影响生理健康

有研究表明，网络成瘾的青少年由于长时间处于网络的虚拟空间，大脑神经中枢持续处于高度兴奋状态，可能会出现视力下降、神经紊乱、体内激素水平失衡等现象。正处于身体发育关键期的青少年，如果沉溺于网络世界，长时间面对电子产品，日常生活的规律则会被完全打破，如饮食不正常、睡眠时间大大缩减、缺乏运动等，长此以往，青少年的免疫力就会下降，影响到生长发育与生理健康。毋庸置疑，如果成年人整天抱着手机，身体健康务必会受到损害，比如罹患干眼症、颈椎病的风险会增加。

2. 影响学习状态

网络成瘾的青少年，因沉迷于网络，缺乏良好的学习动力，容易渐渐丧失学习兴趣，同时出现注意力不集中、记忆力减退等问题。这些使得青少年的学习状态每况愈下，最终可能产生厌学的情况。越是在学习上得不到成就感的青少年，越是迫切渴望虚拟世界的那种胜任感，他们试图从虚拟世界中，找到自尊与自信。这样的恶性循环，导致他们的学习状态更是一塌糊涂。

3. 影响心理健康

与非网络成瘾青少年相比，网络成瘾青少年拥有更多的情绪、人际、行为问题和更低的幸福感，凸显的问题包括抑郁、焦虑、注意缺陷多动障碍、强迫症状等。过度的网络使用容易引发随后的学习倦怠，进而增加学生出现抑郁症状的可能性。

同时，网络的虚拟性和自由性，使得青少年容易混淆现实与虚拟世界，影响青少年的自我同一性发展。而自我同一性低的青少年尚未形成稳定的自我，对未来还缺乏明确的目标，更容易被虚拟世界的种种所诱惑，沉迷于其中不能自拔。

4. 影响社会功能

拥有较多社交问题的青少年更可能通过虚拟世界来满足自己在现实生活中未被满足的心理需要。现实中不敢与同学交往的人，可以通过网络自由自在地与人沟通，但这样不利于现实生活中人际交往能力的培养，反而会使青少年逃避人际压力，无法学习到与人交往的技巧，导致人际关系敏感。如果青少年过分迷恋通过网络建立友谊，他们则容易不知不觉卷入网络世界虚拟的"漩涡"，逃避现实，从而影响自己与现实生活中家人、朋友、同学的相处。

网络成瘾的青少年因为迷恋手机、游戏，花大把的时间在娱乐上而应付学习，家长对此必然担心和不满，并试图对孩子的网络成瘾行为加以干预。但这样的管教，未必有好的结果，反而可能会增加亲子双方的冲突，影响亲子关系和谐。

极个别青少年沉迷于网络世界，厌学情绪严重，不愿上学、写作业，同时也拒绝与人交往，严重影响了自己的社会功能。很多父母对此束手无策，恨不得把他们送到专门治疗网瘾的机构，但最后往往不忍心，又将他们接回家里，而这些孩子可能一辈子好逸恶劳，一事无成。

三、沉迷之大脑分析

我们首先需要澄清一点，青春期的孩子们，大脑结构发生了很大的变化，在这个阶段他们会接触到大量新鲜的信息。在这种刺激下，大脑细胞会快速大量繁殖，而且他们的突触具备更高的"可塑性"，所以他们会比成年人更容易快速成瘾。[1]

---

[1] 弗朗西斯·詹森，艾米·艾利斯·纳特.青春期的烦"脑"［M］.王佳艺，译.北京：北京联合出版公司，2017：6.

人兴奋时，大脑会分泌大量多巴胺。长时间被作用于这种舒适的刺激之下，大脑会形成一种奖赏系统。研究显示，长时间上网会导致大脑中多巴胺水平升高，使人产生极大的愉悦感。青少年大脑中负责情绪和奖赏的区域比成年人的更加活跃，因此他们更喜欢寻求感官刺激。丰富多彩的网络世界给予了青少年更多的感官刺激，使他们大脑中产生了更多的多巴胺，因此更加沉迷于这个花花世界而无法自拔。

另一方面，青少年觉得自己必须通过手机或者网络和外界保持联系的这种需要既体现在行为上，又反映在生物化学层面。如每当手机提示音、电话铃声或音乐响起的时候，他们的头脑便会感到兴奋；查看新信息或新帖子时，就好像打开礼物一样，大量多巴胺在大脑内释放，让人感到愉悦。让网瘾青少年上瘾的不是药物，而是纯粹的心理过程。

此外，进入青春期的少年们正在经历巨大的变化，他们的身体进入急速发育的阶段，但他们的大脑尚未发育完全，尤其是重要却晚熟的额叶。额叶常被称为"人脑的控制中心"，是执行功能的核心脑区。很多青少年无法像成年人那般自律，他们对上网的愿望和上网行为的冲动的控制能力比较弱，因此他们更倾向于从网络世界中获得即刻的满足，而不顾及过度上网的不良后果，从而导致网络成瘾。另一方面，青少年尤其喜欢新鲜的东西，渴望刺激、快感，而丰富多彩的网络满足了青少年的这些需求。他们流连在大量的信息、逼真的角色体验、即时的人际互动中，不愿抽离虚拟的网络世界。

四、沉迷之心理分析

许多沉迷网络世界的青少年，在学校的表现难以令人满意：缺乏学习动力，上课走神，作业潦草应付，学业下降，自我效能感低，在同学中抬不起头，人际关系退缩。看到这样的结果，家长往往很焦虑，容易采取打骂、指责、嘲讽等非理性的方式干预，而孩子们更感受不到家长的关爱，进而更容易选择在虚拟的网络世界里找寻成就感、胜任感、归属感等。但这种逃避又会导致更严重的学业、人际交往和亲子关系问题，从而使他们的自尊感更低。

因此，深陷在丰富多彩的网络世界，这些孩子的内心也深感强烈的内疚、自责、矛盾，但他们又很难打破这种恶性循环。这时，家长需要了解孩子沉迷手机或者游戏背后的深层心理原因：他究竟迷恋网络世界中的什么？或者说他想在网络世界中满足哪些重要的内心需要？

1. 寻求快乐

网络世界，给了孩子们一个释放学习压力的空间。表面上看，网络成瘾的青少年是主动上网去寻找快乐的，但实际上也有可能是被动地逃避，即逃避学习、生活上的压力和痛苦，通过这种方式宣泄内心的消极情绪。

对一些青少年来说，与持久、相对枯燥、偶尔又让人抓狂的学习相比，游戏、短视频更容易刺激他们的大脑释放多巴胺。在虚拟世界里，青少年可以选择不同的职业、不同的喜好，通过自己的努力，打造自己想要的世界，获得自己想要的东西。青少年在这里享受着不断变强的快感，并且这种快感是完全能够看到的，能够最直接地感知到的。而现实生活中学习的快乐，可能需要孩子们长久的坚持，很多孩子不愿意为了这种快乐付出时间，他们更情愿流连忘返于这个简单、多姿多彩的虚拟世界。

2. 获得成就感

青少年迫切渴望获得同伴认可，在学习上受挫、缺乏自信、难以赢得同学尊重的青少年往往通过网络来满足心理需求，比如获得成就感、胜任感等，从而更容易沉迷网络。

那些在生活中感觉自己总被他人欺负的人，只需要投入时间不断地练习，他们的游戏水平就会逐渐提升，于是就可以逐步"升级",每次新的突破都会给他们带来一定的成就感或愉悦感。如此一来,他们可以通过网络游戏里的角色,成为一方霸主,由此他们更有可能通过网络来减轻现实生活中的痛苦,这种快乐体验同时不断强化他们对网络的沉迷。

在现实生活中,青少年如果想在学业上获得进步与成功,需要付出更多的精力,但在网络世界里,他们却能获得即时的成就感。他们不需要耗费大量的时间、精力,可能仅仅几个小时,就能在游戏中体验"升级"的成就感。当大人们还在试图用"学习为了美好的将来"这种抽象、空洞的语句来说服孩子们不断努力时,也许孩子们早已在虚拟世界里找到了他们向往的对自我价值的认可。

3. 交友需要

从青少年心理发展的特点来看,青少年时期本来就是一个容易产生人际交往困扰的时期。这个阶段的青少年特别看重同伴对自己的看法,也特别迫切地渴望一种团体归属感,这样的交友需要帮助他们更好地完成自我同一性的发展。但现实生活中,有的学生性格内向、缺乏良好的人际交往技巧,虽然内心十分向往友情,但不愿意主动打开自己与别人接触,于是因缺少朋友从而缺乏归属感。生活中遇到烦恼无法向朋友倾诉、寻求慰藉的他们,可能会转向网络世界。在虚拟世界中,他们可以避免面对面交往所产生的焦虑与压力,又可以安全地宣泄内心被压抑的情绪。通过网络世界,他们仿佛找到了"组织",认识了更多的"盟友",很好地满足了自己的交友需要,填补了现实世界友情的空白。他们在网络世界中能找到一种前所未有的归属感:我属于这里,我很重要,我有很多人关心,我有很多朋友。

4. 家庭动力学分析

家庭环境或家庭教育存在的不同程度的不和谐因素,容易使得青少年沉迷网络世界。如果家庭中缺少良好的沟通,父母除了学习成绩之外很少关心孩子的心理状态,孩子感受不到父母的关爱与认可,那么孩子的内心就可能产生极大的创伤。此时,网络便自然而然成为青少年逃避现实、疗愈伤口的好去处。

从家庭动力学角度分析，当夫妻子系统和父母子系统的稳定性受到威胁的时候，孩子就可能会用沉迷网络的方式来拯救亲子关系，同时负起拯救父母的夫妻关系的重担。曾经有一个初三的男孩沉迷游戏，产生了强烈的厌学情绪，妈妈只能放下工作、老家的妹妹和家人，来到上海陪伴他。在寻求咨询的过程中，他就讲道：之前爸妈常常吵架，甚至面临离婚的状况。但当他青春期的种种问题——不上学、沉迷游戏出现之后，他渐渐发现，爸爸妈妈突然史无前例地团结在一起，他们不离婚了，他们会一起商量怎么"对付"他。

五、防沉迷支招

网络世界并不是洪水猛兽，家长不应该谈"手机"色变，过度限制孩子使用电子产品的时间，甚至坚决不让他们碰触。网络这把双刃剑，如果合理利用，能给孩子们带来很多的好处，比如锻炼大脑、放松心情、结交朋友等。但与此同时，也不能因为孩子上网问题难管而让他们自生自灭。越是这样，孩子们越会对家长感到失望，产生压抑、郁闷的情绪，从而更多地投向网络世界的怀抱。

目前，国家针对青少年沉迷游戏世界的问题，设计了"防沉迷系统"，但心理老师在与初中生交流的过程中发现，学生因为周中玩不了游戏，对于游戏、手机的痴迷程度似乎比以前更厉害了。所以，从源头上引导青少年正确看待网络、游戏的议题变得更为重要。我们到底该怎么做呢？这里给大家支几招：

1. 发展爱好

很多沉迷网络世界的学生内心也是痛苦、煎熬的，面对差劲的成绩、同学的嘲讽、老师的无奈、父母的失望，他们躲进了网络世界，沉迷在短暂的快感中，打发无聊的时间，寻求自我的价值。但网络世界只会带给他们更多的"伤痛"，长时间的放纵，并没有带来长久的幸福感。因此，防沉迷手册第一招，便是发展更多的爱好。

建议大家放下手机、走出网络，来到现实世界中寻找更多的爱好，如做饭、劳动、绘画、手工、运动等，在不同的爱好中，找到更长久、更有意义的快乐与成就感。

2. 自我对话

我们可以尝试与内在自我对话，了解自己对网络着迷的原因，加强自我认识，探索自己真正的需求以及对未来的目标和梦想。

例如，对于网络成瘾的青少年群体，家长可以帮助青少年一起探讨沉迷的背后，他们究竟在逃避什么，他们在网络世界中想得到什么，他们在现实生活中真正渴望什么，他们在现实生活中遇到了哪些困难和挫折，以及他们的应对方式。应该引导青少年正确地看待这些困难或挫折，让他们调整自己的认知与行为，勇敢地面对困难或挫折，而不是去网络世界"避难"。

3. 与人交往

迷恋网络上人际交往的青少年常常感到十分孤独，很多父母却没能读懂青春期孩子的感受。青春期的孩子们自我意识增强，关注别人对他们的评价，渴望被其他同龄人认可。引导青少年了解自己所处的青春期的特点，同时探索他们沉迷网络关系的真正原因，才有可能帮助他们从"网络关系"回归到"现实关系"。

如果青少年因缺乏人际交往技巧，导致现实中人际交往的挫败，建议家长引导他们尝试换位思考，了解好人缘的交往技巧，并付诸现实的人际交往中。也许经历这个过程，他们能增加人际交往经验，更体会到与他人交往的快乐。

青少年自我评价不准确，也会影响人际交往。自我评价过高，往往会看不起同学，自恃清高，不合群；自我评价过低，又会敏感多疑，产生孤独感。因此，建议青少年正确看待自己，敞开心扉，真诚与人交往。

4．亲子互动

如果家长一味抱着"都是游戏害了孩子"这样的观念，只想着怎么去压制孩子对网络世界的喜爱，而不去了解他们在现实世界里是缺失了哪些东西才沉迷于网络世界的话，只会适得其反。

有时候孩子是家庭的一面"镜子"，孩子沉迷网络世界，可能是家庭动力出了问题。防沉迷支招中，必须要关注家庭支持系统。建议家长朋友们增加对孩子的关注度，多陪伴他们，耐心倾听他们诉说心中的苦闷。同时，努力处理好夫妻关系，不要让孩子卷入婚姻冲突中。①真实地理解和安抚孩子的痛苦，平等、尊重地与青春期的孩子相处，建立良好的亲子关系，帮助和陪伴孩子探索自我、管理情绪、探索使命等，建立更好的自我同一性。

现实生活当中，很多青少年网络成瘾都和不良的亲子关系有关。所以，良好的亲子互动对于青少年远离网络成瘾特别重要。这里，我们将这一点作为重点阐述。那么，亲子互动具体可以怎么做呢？

（1）安排家庭特别时间

在这个时间里，家长需要放下评价，认真倾听孩子的想法和感受。这能够很好地增进父母与孩子之间的沟通，帮助家长了解孩子内心的想法。家长应该试着倾听孩子的心声，表达自己的好奇与关心，鼓励孩子多表达自己的看法。

（2）在看到和肯定孩子自身资源的基础上，帮助他们寻找自身的闪光点

家长应该调整自身焦虑不安的情绪，理解孩子的苦恼，听见他们的无奈，坚定地站在孩子身边，与孩子一起探寻自身的资源部分。当孩子看到自己的闪光点与资源时，他们就有力量立足于自身，并借助父母的帮助规划使用网络的时间，对自己的上网行为进行自我约束，做到劳逸结合、合理使用。

---

① 刘亮.父母做这9件事，孩子从厌学变爱学［M］.北京：中国妇女出版社，2020：129.

（3）分析网络成瘾背后的原因，理解孩子的真实感受

家长不能一味地把"矛头"全部指向网络世界，认为一切都是它的错。分析不同青少年沉迷网络的原因之后，我们才能够更理解他们的感受。很多家长在孩子小时候，随便丢给他们手机或平板，试图让他们安静下来，结果不知不觉地孩子渐渐沉沦在这个令他们眼花缭乱的世界中。有的孩子，在现实的学业、人际关系、情绪情感方面遇到了一些波折，但他们在网络世界中获得了久违的快乐、胜任感与成就感。有时候，我们的孩子只需要被父母更多地理解、温柔相待。针对沉迷这个问题，家长需要给予孩子更多的耐心、关心与爱心。

（4）多给孩子创设线下活动的机会

建议家长朋友们多创设一些机会，让孩子体会到现实中的成就感；多鼓励孩子组织或参与一些同伴间的活动，增进真实世界中同伴之间的关系，让孩子体会到现实生活中友情的快乐与珍贵；经常带孩子参观博物馆、美术馆、图书馆等；陪伴孩子一起运动，让孩子感受到家长更多的陪伴与关注，丰富他们的生活，使他们获得更多的快乐。

同时，在和孩子的互动中，我们要注意以下几点：

用平等、尊重、开放的姿态与孩子更好地相处，既不能不管不顾，又不能谈手机色变。帮助孩子找寻到真正的自我，让他们用勇敢、坚毅的心打败现实中的困难，体会到更多实实在在的进步与成就感。看到孩子的不容易，尽量多地去找寻孩子身上的闪光点，即时地给予他们鼓励，这样他们就不会那么渴望得到家长的认可。越是缺失，就越是渴求；越是渴求，越是得不到，他们越是会深陷网络世界的"沼泽"中。

对于学业困难的青少年，要给予他们更多的耐心，不能用简单、粗暴的方式对待他们，要帮助他们设定一些合适的目标，让他们通过自己的努力，发现自己细微的进步，积少成多，慢慢积累学习的兴趣。

对于人际关系受挫的青少年，帮助他们看到自身人际交往方面的问题，让他们积极地调整自己，学习良好的人际交往技巧，从而拥有更多的朋友。青少年自身也要正确看待自己，既不自卑，也不自负，认识到友情的重要性，尝试真诚、坦诚地与同伴交往。

最后，需要大家注意的一点是，如果家长已经付出了足够多的努力，自己的孩子还是沉迷网络，对什么都不管不顾，学习、生活状态一团糟的话，建议家长尝试借助资源，比如带孩子去专业医院进行诊治，必要时配合药物治疗，或者寻求心理干预，帮助孩子更好地走出成瘾的"泥潭"。

◆ 拓展阅读

1. 胡耿丹，许全成. 网络成瘾心理学［M］. 北京：北京师范大学出版社，2019.

2. 弗朗西斯·詹森，艾米·艾利斯·纳特. 青春期的烦"脑"［M］. 王佳艺，译. 北京：北京联合出版公司，2017.

3. 陈刚，张亚. 孩子，我拿什么拯救你——给网络成瘾中学生家长的一本心理自助书［M］. 上海：上海教育出版社，2010.

4. 刘亮. 父母做这9件事，孩子从厌学变爱学［M］. 北京：中国妇女出版社，2020.

（上海市东昌东校　计云）

专题十二

绸缪未雨时
——谈谈心理危机干预

艰难困苦，玉汝于成。

——〔北宋〕张载

引 例

据荔枝新闻 2019 年 11 月 12 日报道：

17 岁少年小马在江苏省宝应县某中学读高二，父亲常年在外地打工，母亲在学校附近租房陪读。11 月 3 日晚，小马回到出租屋后睡觉。第二天一早，母亲发现小马的作业没写，书本被烧掉，桌上还留有 3 页纸的遗书，小马在遗书中称学习压力太大。据小马父母介绍，此前小马因年级排名从 40 多名不断下滑到 200 多名，心情一次比一次差，情绪低落的状况已不是一天两天了，但性格内向的他并未向父母倾诉。学校老师也找小马谈过话，虽然不知道谈话的具体内容，但并没有有效缓解小马的压力和苦闷。在多方苦苦寻找数日后，11 月 9 日，小马的遗体在扬州市宝应船闸被发现。

近年来，类似的事件时有发生，青少年的学习压力大，心理弹性差，再加上很多家长重视孩子的学习成绩，忽视孩子的心理健康，导致心理问题趋向严重化、低龄化。北京大学儿童青少年卫生研究所发布的《中学生自杀现象调查分析报告》指出：每 5 个中学生中就有 1 个曾考虑过自杀，占样本总数的 20.4%，而为自杀做过计划的占 6.5%。这样的数字，令人不寒而栗。

案例中，小马的父亲常年在外地打工，很少参与孩子的家庭教育，母亲虽然陪在身边，但也只是照顾孩子的生活起居，缺乏对孩子心理上的关注。从报道中可以看出，小马的学习成绩从年级排名40多名下滑到200多名，显然他在学业上遇到了困难，心情受到很大的影响，但这些并没有引起家长、老师的重视，没有得到及时有效的干预。

我们都知道，对于一个学生而言，学习成绩不断下滑会导致怎样的心理压力。如果这种压力没有得到及时缓解，而是不断积压，久而久之，超过心理承受的极限，加上孩子一时想不通，便容易引发危机。但如果家长和老师能够积极关注孩子的情绪变化，从孩子的言行、情绪等方面发现端倪，及时进行疏导和干预，这样的悲剧也许可以避免。

往者已矣，来者可追。处于青春期的青少年，心理和生理都在经历着惊涛骇浪的剧变，这一时期的孩子矛盾多又封闭，尤其当这种内部的变化与外部环境（主要指亲子关系、师生关系、同伴关系等人际关系）发生冲突时，极易引发极端行为。在人生历程中，谁也不敢保证自己能够永远生活在灿烂的阳光下，乌云密布、狂风骤雨都有可能经历，因此我们需要随时做好心理准备。

一、说说心理危机这回事

（一）心理危机

当我们遇到突发事件或面临重大挫折和困难时，如果没有办法回避又不能用自己的资源和应对方式来解决这些问题，就会出现一种心理失衡反应。对于学生而言，有的会情绪失控，有的会出现逃学旷课、离家出走等行为，严重的话会演变成自杀或伤人等伤害性事件，这就是我们所说的心理危机。

心理危机是危险，也是机遇。在学生遭遇危机事件时，学校老师、家长、社会各界如果能在事前做好预防，利用各种方式提升青少年的心理弹性和抗挫能力，教给青少年一些应对危机事件的方法和策略；做到事发时沉着冷静，合理应对，进退有度；事后妥善处理，减少不必要的影响，反而可能使心理危机成为青少年身心健康成长的一次契机。

（二）诱发危机的主要因素

成年人有一定的人生阅历和经验，一般能在遭遇危机时利用自身的资源和方法应对，但即便如此，若长期处于高压状态，又缺少社会支持，某些小事也可能成为压垮他们的最后一根稻草。青少年的身心正处于发展过程中，更容易受到个人、家庭、学校、社会等外界因素的影响，从而在个人无法应对时产生心理危机。总体上来说，诱发危机的因素主要有以下几个方面：

一是个人因素。个人因素包括个人的人格特征、生理因素等，对青少年来说，学业适应不良也容易诱发危机。有的人性格积极乐观，遇事大大咧咧不放在心上，事情过去就过去了，不会把过去的事情颠来倒去地反复思考；有的人性格特别内向，不爱人际交往，敏感多疑，事情已经过去很久了，还在反复思虑，不断地自责、内疚，或者抱怨、仇视，这种思维反刍，就是射向自己的第二支箭，如果长期处于这样的状态，就容易产生抑郁情绪。抑郁情绪的出现，一般都有一些心理或精神方面的诱发因素，比如青少年遭遇的重大生活事件、父母对子女采取过分控制或漠不关心的态度，或者早年曾有严重的不幸经历，以及身患疾病难以治愈、人际关系不协调、学习压力大等。如果这种抑郁情绪持续存在，并对你的饮食、睡眠、体重、兴趣爱好、人际交往等生理和社会功能造成明显影响的话，就很有可能发展成抑郁症。

二是家庭因素。家庭发生重大变动容易引发家庭成员的心理危机，如夫妻离婚、家庭重组、家庭冲突、亲人去世、家庭经济危机、被迫搬家等。其中对青少年来说，家庭暴力、父母离异或再婚、家庭氛围紧张经常吵架，以及自身个性敏感、灵活性差、看问题容易偏激、对自己的要求过高、自尊心过强等，都是高危因素。

三是人际交往。人不是孤立存在的，人是社会的人，生存在关系之中。每个人都需要亲朋好友的关心和爱护，这些社会支持系统是每个人遭遇困境时的强大动力和支撑。对青少年来说，好友断交、校园霸凌、亲子矛盾等更容易引发心理危机。心理老师在工作中，经常会遇到在学校被孤立、没有朋友，或者人际交往不良的青少年前来咨询的案例，也会遇到拒学的青少年因为同学好友的热情关怀而重返校园的案例。

四是重大自然灾害。2008 年的汶川地震就属于自然灾害，除此之外还有火灾、洪水、海啸、流行性传染病等。汶川地震是自然灾害带来的危机事件。在这次危机事件中，很多人付出了生命的代价，一些幸存者则留下了创伤后应激障碍，如不敢住高层楼房、不敢独自乘坐电梯等，这种恐惧心理是经历危机事件后人类自我保护的正常心理反应。除了这些行为反应外，还有生理和心理的应激反应，如脸色发白、心跳加速、紧张焦虑、情绪易失控等。

五是灾难性社会事件。战争、暴乱、恐怖袭击等都属于灾难性的社会事件。人类历史上的种种灾难性社会事件从来没有停止过，这些灾难性事件极易给当事人带来难以磨灭的印记。

二、危机信号灯

人在遇到了突发事件或面临重大挫折和困难时，如果自己没办法回避也不能解决这些问题，就容易产生心理危机。但是任何事情的发生都不是凭空而来的，细心的人总能从当事人的言行举止中找到些蛛丝马迹。在心理危机来临前，很可能会有一些言语或非言语方面的预警信号。不同年龄层次的儿童与青少年，他们当中出现危机的类型与原因有一定的差异，在遭遇危机事件时的反应也会有所不同。经验还告诉我们，这些危机的发生似有一定的时间规律，每年的开学季、重要考试前后、春秋季都是学生容易爆发心理危机的重要时间节点。家长和老师在这些特殊时间段更要多关注孩子的心理变化，尤其要多关注孩子的异常行为表现，及时发现问题的苗头。

（一）言语方面的预警信号

在遭遇困境深陷泥潭的时候，出于生存的本能，人会有意或无意地向身边的人透露出危险念头，直接说出绝望、告别的话。比如在聊天的时候，他会对你说："没有人在意我的死活，我不在这个世界了，也没有人会想念我！"他这样说的目的是希望得到身边人的回应，得到一些关注和温暖，并不是说他真的万念俱灰，什么都不在意了。

这种直接暴露危险、绝望念头的言语，我们听到后容易引起警觉，随后做好相应的防范和预防。但是，有些人采用间接隐晦的说话方式表达绝望、无助，如："没人帮得了我，等一切都结束就好了。"他们说这些话的时候经常会伴有情绪低落，有时说着话眼泪就掉下来了。这种情况很容易被我们忽略，我们会觉得情况没有那么严重，甚至担心万一对方没有这种想法，自己的关心反而会误导他，进而诱使他产生这样的危险想法。

除了以上两种言语方面的预警信号外，有些人会在信件或日记中表达生活的无意义、无价值感，尤其是青少年经常会在作文或日记中表达出这种消极、厌世的想法，细心的老师会在文章的字里行间发现端倪，及时找学生聊天、疏导，将危险消灭在萌芽状态。

（二）行为方面的预警信号

每个人的言行举止都会随着情绪、心态的变化而变化，我们透过外在行为的变化就能感知当事人内心的想法。在遭遇危机事件时，当事人的情绪和心态会有强烈的起伏变化，相应的外在行为也会有明显的变化，甚至是天翻地覆的变化。比如，一个原本胃口很好的吃货一下子没了胃口，再好吃的东西也提不起他的兴趣；原本能够胜任的事情不再能胜任；对原本关系密切的朋友疏离回避……

遭遇心理危机时，除了以上行为上的明显变化外，还会伴有兴趣的减退，对过去在乎的事情突然就不感兴趣了。也有的人会滥用酒精、药物，依靠这些物质缓解自己的焦虑情绪和压力，或者做一些极端行为，比如站在高楼、窗台等危险地方；过马路故意不看来往车辆，故意闯红灯；提前处理自己的财产和私人物品。

家长和老师要特别注意网络可能对孩子存在的不良诱导。现在是互联网时代，网络普及率高，各种信息充斥，甚至还有专门的自杀群。一般这样的群都非常隐蔽，并有保密制度，很难被老师和家长发现。

对青少年来说，遭遇心理危机时，容易情绪不稳、上课走神，原本作业干净、认真的学生，会突然不能按时完成作业，并导致学习成绩大幅滑落。作为家长，在发现孩子成绩退步较大的时候，不要急于发火责骂，要先了解一下成绩退步的原因，对症下药。如果不分青红皂白，武断地认为孩子成绩退步一定是上课不用心、学习不努力造成的，无疑会雪上加霜，将孩子推向深渊。很多家长对孩子的成绩变化敏感，却忽视孩子行为上的异常，有时发现了也不会放在心上。很多危机事件发生后，身边的亲朋好友会回忆起当事人之前行为上的异常变化，但这时往往悲剧已经发生，后悔莫及，所以我们一定要对个体行为上的预警信号给予关注和重视。

（三）各年龄段孩子遭遇危机时的反应各不相同

小学生年龄小、能力弱，遇到困难首先想到的是寻找家长和老师的帮助，家庭环境对其身心发展具有非常大的影响。这种依赖心理导致小学生在遭遇困难没有及时得到家长和老师的帮助时，极易出现社交退缩、孤僻、拒绝上学、逃离家庭或攻击同学等行为。小学生的心理问题比较简单，容易处理，多数表现在行为和躯体方面，学业方面的问题也不算严重，情绪和人际交往问题多数会出现在小学中高年级的学生身上。如果学校和家长能够引起重视，形成家校合力，老师在校引导，家长改变教育方式、沟通模式和家庭氛围，这些问题基本上可以有效应对。

对于正处于青春期的初中生来说，活动范围逐渐从家庭走向社会，人际交往的重点也从家人转向同伴。青春期的孩子比较敏感，比较反叛，孩子一般不愿意向家长吐露心声，更希望从同伴中获得支持。如果孩子无法恰当处理青春期的人际关系，可能会引发抑郁、焦虑等多种情绪问题，这些情绪问题反过来又会影响他的人际关系，形成恶性循环。同时，随着年龄的增长，即将面临中考的孩子本身的学习压力也在变大，再加上初中知识面广、难度增加、学习科目增多，学业引发的危机也越来越多，如果家长对孩子的期望很高，孩子很可能会生发出一系列情绪问题。有些孩子会伴随生理问题，如经常性头痛、发烧、肠胃问题或不明原因的身体疼痛等，多次到医院就诊、反复检查均未发现生理病因；有的孩子会产生厌学心理，严重者会被诊断为抑郁症或焦虑症等，有些甚至会出现自残、自伤的行为。

高中生在不断加深自我认识的同时，需要对自我进行统合和适应。另外，高中阶段的学生面临高考的压力，学习时间紧，任务较重，家长对学习成绩也十分关心，因此学习成绩的波动很容易引发他们的情绪和心理问题。高中生遭遇困境时的典型心理反应表现在认知、情绪、行为和身体诸多方面。

三、当危机来敲门

每个人在生命历程中，难免会遇到一些意外和危险。青少年的身心正处于发展过程中，思维易偏激，情绪起伏大，做事易冲动，这些危机情况会给他们的身心带来重大影响，有些影响甚至会持续终生。

王丽是一名初二女生，父母在她5岁时离异并各自组建家庭。父母都不要王丽，她只好跟老家的爷爷奶奶一起生活。王丽从小就内向孤僻，唯一的好朋友是邻居家的张玲。一次课间休息时，张玲无意间发现王丽的手腕上有好几道细长的伤疤。张玲问伤疤是怎么回事，王丽默默地流泪，什么也不愿意说。张玲把这些情况告诉了班主任李老师。

李老师也发现王丽最近上课时心不在焉，容易走神。在最近一次作文中，王丽说自己是个多余的人，就算是离开这个世界也没有人会在意。李老师联系了学校的心理老师，预约了心理咨询，又联系了王丽的家长，把王丽这段时间的情绪变化和手腕上的伤情告诉了家长，希望家长平时多关注孩子，留心孩子的情绪变化，并提醒家长预防孩子做极端的事情，保护孩子的生命安全。

随后，李老师又安排班级几位性格开朗外向的女生主动跟王丽交朋友，并在课堂上有意识地请王丽发言，及时肯定她的进步。经过一段时间的心理干预和各方的共同努力，王丽的状况渐渐好转，班集体的活动也愿意参加了，好朋友也越来越多。王丽的家长也经常回家关心王丽的生活和学习，她的情绪逐渐趋于稳定。

王丽的经历是不幸的，但她又是幸运的。她有疼爱她的爷爷奶奶，有知心的好朋友张玲，有如妈妈般关爱学生的李老师，还有很多关心她、支持她的同学和亲友，在家校合作的基础上，大家共同努力让她感受到了关注和温暖。班主任是学生身边最熟悉、最亲近的人，是跟学生接触时间最长、次数最多，除了家长外最了解学生身心变化的人，甚至可能在某些方面比家长还要了解他们的孩子。因此，在平时的学习生活中，老师一句关心的话语、一个温暖的眼神、一处细节的留心，可能就温暖了一个孩子冰冷破碎的心，挽救了一个年轻鲜活的生命。

在这里，给大家介绍一下心理危机预防的守门人技术。我们都知道，一场足球比赛，两支球队对垒，双方各自都有自己的守门人。在心理危机预防上，其实人人都可以成为这样的守门人。心理危机预防的守门人技术又简称QPR技术，QPR分别是英文单词Question、Persuade、Refer的首字母，Q表示"提问"，P表示"劝说"，R表示"转介"。守门人技术适合所有人，这是一项所有关注到正在考虑自杀或者有危险信号的人都可以使用的技术。

第一步：Q"提问"——向某人提问关于自杀的问题

当有朋友告诉你说："哎，我准备再活一个月。"你会怎么回答他呢？也许你会说："你可不能这样说，你怎么能说这样的话呢？现在的日子多好呀，有吃有穿的，以后可不能有这样的想法了。"其实这些话是不合适的，对你的朋友来说也不会有什么帮助。我知道你心里有他，你在乎他，但你又觉得自己很无措，所以你会愤怒，会急于制止他有这样的想法。但如果他真有了这个念头的话，会因为你的几句话而因此消失吗？不见得吧。因此，如果你想要帮助你的朋友，你可以试试下面的说法。

请你在提问前先做好提问计划。首先你要选择一个私密的场合跟朋友讨论这个话题，即使对方不情愿，你也一定要坚持询问。你可以允许对方进行自由地表达，给他留出足够的时间。但请你一定要记住：你直接提问对方比你思考如何提问要重要得多！直接提问自杀的问题不会增加对方的自杀危险，因为没有自杀念头和想法的人，不会因为你问他一些跟自杀有关的问题而受到暗示去自杀的。

你可以间接婉转地问朋友："就像你所了解的那样，当人们陷入沮丧的时候，真的会特别绝望，甚至考虑结束生命。我很担心你是否也存在这样的想法？"也可以直接问你的朋友："你最近这段时间看起来真的比较糟糕，我很担心你，虽然我不知道你发生了什么，但我真的很想帮助你，你是否在考虑一些对自己不利的想法？"或者再直接点问你的朋友："你最近看起来有些糟糕，我很担心，你是否在考虑自杀？"

但是不能这样问你的朋友："你没想过要自杀的，是不是?"或者质疑他："你不会傻到要有这么糟糕的想法吧，对不对?"这样的问话会让你的朋友觉得自己不被理解和接纳，他就不会再把内心的想法和感受告诉你，或者表面上敷衍答应你不会做傻事，而隐藏了自己真实的想法。

第二步：P"劝说"——劝说别人去寻求帮助

你在劝说朋友的时候，一定要让对方感觉到你正在全神贯注地听他讲话，你可以直接问："你发生了什么?"在对方开口说话的时候，不要打断他，也不要对他的行为轻易地下结论，或者说作出评判，要注意避免一些陈词滥调，在整个劝说的过程中，要始终保持冷静。

在劝说的过程中，还有一些注意事项，比如说我们要坚持声明自杀不是一个好办法，向对方传达一个富有同情心的理解——理解的是他的痛苦；还要坚持宣传一定会有积极的结果，或者说有更好的可以解决问题的办法。你的聆听和想要帮助对方的意愿可以重新燃起对方心中的希望，这样就让事情有了转机!

第三步：R"转介"——找到合适的专业资源

如果经过你的提问和劝说后，朋友的变化不大，还是无法打消轻生的念头，或者你感觉当事人的问题比较严重，你一个人没有办法解决，需要专业人员帮助，那么可以通过一定的手续或方式，把当事人转介到各个区县的心理中心或具有专业资质的精神卫生中心、三甲医院的心理科。在转介的同时，我们一定要获得对方不自杀的承诺，并让他写下他信任的朋友或家人的联系方式。

我们可以直接问对方："如果有人愿意帮助你的话，谁会让你感到安全和舒服，我们需要联系到他。"如果是青少年的话，我们一定要跟孩子的监护人取得联系，并告知你所了解的具体情况。尤其是，自杀、自伤等危害到当事人生命安全的行为属于心理咨询伦理中保密例外条例，我们不能答应当事人替他保密，在获得当事人不自杀承诺的同时，一定要把了解到的相关信息尽快通知其监护人，并且寻求其他有关的学校支持资源。

四、当危机发生时

（一）可以救命的应急预案

无数血淋淋的事实和生命的代价告诉我们，危机应急预案在关键时刻是可以救命的，是人们面临灾难时求生的通道。

某校学生上课期间从四楼坠落，一位英语老师目睹，赶紧电话联系校长，学校心理危机领导小组立即启动危机应急预案。卫生老师迅速到位检查坠楼学生伤情，并拨打110、120联系抢救事宜，跟随救护车及时将学生送医院就医；后勤老师协助维护现场；班主任跟学生家长取得联系，及时告知事情进展情况，回到班级后先安抚其他学生情绪，再了解该生坠楼原因；学校心理老师评估、筛查危机事件中涉事师生的三级暴露情况；教导处负责人安排好相关人员的课务，保证学校教学秩序正常运转；分管校长及时召开班主任会议，通报危机事件（通报内容以官方发布信息为准，避免出现危机事件细节描述），并提醒各班主任关注班级学生情况，有特殊情况及时上报，并管理好班级家长群，及时安抚家长和学生情绪，不传谣、不信谣。

这名学生因送医抢救及时，保住了性命。学校及时启动危机应急预案，安抚家长和学生情绪，做好各项危机干预工作，使危机事件对相关学生的影响降到了最低，学校的正常教学秩序得以维持。

（二）学校发生心理危机怎么办？

学校心理危机事件的发生常常是突发事件，为了防患于未然，避免事情发生时手忙脚乱，各校应成立学校心理危机干预工作领导小组，明确职责和分工，每学期进行一次心理危机预防演练，尽量减少危机事件的发生和伤害。学校心理危机事件的预防与干预往往需要多个部门和工作人员的协调配合，有些范围内的案例需要专业人士或相关部门的参与，学校老师提前了解危机工作的组织框架和运作机制，有利于突发危机事件的有效预防和及时处理。

如果你是班主任，在日常工作和生活中要有意识地创建安全、和谐、温馨的集体氛围，多关注特殊需要关怀的学生，并加强家庭教育指导，引导家长关注学生心理健康与全面发展。发现学生出现危机情况要及时转介给学校心理老师，及时联系家长反馈信息，并协助心理老师做好班内学生的情绪安抚与疏导。

如果你是任课老师，发现学生的异常表现，要对其及时关注和关心，提供可能的支持。同时反馈给班主任，必要时可联系学校心理老师。

如果你是学校的心理老师，平时应加强心理知识的普及和宣传，对有需要的学生进行心理辅导、评估，对心理问题高危学生及时上报、转介，并与各方共同协作处理好高危学生后续就医、返校、心理辅导等问题。

（三）如果你是当事人该怎么办？

如果你最近在生活或工作中遭遇打击，觉得自己已经无路可走了，丧失了活下去的信心，正在犹豫中徘徊，请你停一下，先找个地方让自己稳定下来。请你找个安全的地方坐下来，因为你在情绪特别波动的时候，如果一时间做了傻事，那么你后面连后悔的机会都没有了。如果你能够幸存，事后你一定会后悔。为什么这么说呢？因为任何时候、任何情况下，一个人实际拥有的资源和支持者一定比他意识到的多得多。你觉得没路了，那只是你觉得，实际情况并非如此。事实上你是一定有路的，只不过当时你没想到。

所以，先让自己到一个安全的地方坐下来，用你的双脚稳稳地踩在大地上，用双手拍拍自己的身体，摸摸自己的脸，那是有温度的，是一个真实的你，感受一下这个真实的你。请你拿起手机给自己的朋友或者熟人打个电话，让他来到你身边，把你的烦恼和郁闷倾诉一下。如果身边没有这样的人，你也可以拨打110，或者当地的求助热线，比如上海市的心理求助热线是962525。如果实在不想给别人打电话，你也可以翻开手机相册，看看过去美好幸福的瞬间，想想照片上的人和事。也许看着这些照片，想着过去的经历，你会发现你的人生并不是一无是处，现在的困境也不是无路可走。因为死都不怕了，还有什么事情可以难倒你呢？你要相信自己，只要你愿意，没有什么能够阻挡你的脚步，没有什么困难能够难倒你。有句话说得好：只要人活着，一切皆有可能！

五、最后的几点建议

（一）注意"好学生型"的认知盲点

在大家的眼中，好学生听话乖巧、学习成绩好，这些光环容易让人们忽略其心理问题。殊不知好学生虽然自制力强、追求完美、自我要求高，从小受到的鼓励、表扬多，但经历挫折少，心理弹性可能较弱，而且好学生的认知盲点容易被老师和家长忽略。好学生常常会说："我做什么事都要有100%的成功，不能失败。""我很担心自己将来考不上重点大学……"这里关键是要发现苗头，尽早识别，预防其崩溃。最简单的方法是，让他们休息一段时间，停止给他们施加压力，他们可能就会逐渐好转。如果你是老师，应该让学生放轻松，同时开导学生家长。如果你是家长，要做的就是释放孩子的压力，发现孩子的问题严重时，可以考虑给孩子换个新环境，并在必要时寻求专业帮助。

（二）关于自杀危险性的五种错误说法

第一种，说者不干，干者不说。你肯定听说过"狼来了"的故事，这个道理也同样适用于危机事件。如果有人希望引起身边人的重视和关注，一而再、再而三地宣称自己要自杀，刚开始听到这样的消息，谁都会变得紧张重视，但是时间长了，大家紧绷的神经会逐渐放松，有可能这种反应会让自杀者看不到希望而最终选择自杀。

第二种，自杀者有精神病。尽管有自杀问题的人常常有精神障碍，但是不等于自杀者都有精神病。我们每个人在人生旅程中都会遭遇困难挫折，都会有情绪低落的时候，有的人咬牙坚持过去了，有的人可能就在跌倒的地方一蹶不振，甚至会选择极端的方式结束自己的生命。

第三种，自杀未遂者一般不会再自杀。自杀未遂者只是暂时放弃极端方式，如果他遭遇的困境没有解决，或者看不到希望，他很有可能再次选择自杀。尤其是一些抑郁症病人，由于病理原因会导致自杀率增高，要特别引起大家的重视。

第四种，年幼儿童不会自杀也不能理解自杀。从近几年危机事件的新闻报道中可以看到，自杀没有年龄界限，虽然年幼儿童身心处于发育过程中，很少会选择自杀这种极端方式，但并不是没有，作为监护人和教育工作者不能因孩子年龄小就掉以轻心。

第五种，与想自杀的人讨论自杀将诱导其自杀。这是很多人存在的误解，前面已经反复提到过。讨论自杀不会诱导自杀的发生，而且只有收集真实的信息才有助于作出专业、准确的判断，才能更好地帮助当事人解决困惑和问题。

（三）巧用心情"晴雨表"

有位老师买了一块软木板放在教室里，找来一些厚厚的废弃的画报，并在旁边放了一把剪刀。每天学生到校后，他让学生觉察一下此时此刻自己的心情，然后从画报上剪下一个图案或者图形，再用钉子钉在软木板上。那些希望引人注意的学生可能会把心情图形放在中间，比较低调的学生可能会选择放在边上。一天当中，当学生心情发生变化时，学生可以随时去调整自己的图案。这样做的目的就是让学生觉察自己的情绪，然后通过这样的方式去表达自己的情绪。家庭中也可以弄一块这样的软木板，作为家人互动、交流的平台。

家长和老师是学生危机预防的第一道门槛，家长和老师工作细致认真的话，会减少很多危机事件的发生。因为青少年在遭遇危机事件的时候，言行举止上都会有所表露，生活在身边的人如果细心、留心的话，一定会发现某些蛛丝马迹。

有句话叫"处处留心皆学问"，在处理青少年危机事件时，应该叫"处处留心皆生命"呀！因为在大多数情况下，如果不是感觉走投无路、生无可恋了，没有一个人会愿意随便舍弃自己的生命。他们的呼救需要被看到，他们的困境需要我们伸出援手。在事情发生之前，我们一定要小心、小心、再小心，谨慎、谨慎、再谨慎，这是多次处理危机事件留下的宝贵经验——未雨绸缪，守护生命。

◼◆ 拓展阅读

1. 边玉芳，钟惊雷，周燕，等.青少年心理危机干预［M］.上海：华东师范大学出版社，2010.

2. 克里斯托弗·彼得森，史蒂文·迈尔，马丁·塞利格曼.习得性无助［M］.戴俊毅，屠筱青，译.北京：机械工业出版社，2011.

3. 刘钊，张丽丽.知心博士与男生谈性［M］.北京：新世界出版社，2003.

4. 赵小明.心理安全员：危机中的心理干预和防护实操手册［M］.北京：中国人民大学出版社，2020.

5. 张思伟.我该怎么办？女孩成长关键期的典型心理困扰［M］.北京：北京理工大学出版社，2018.

6. 吴少怡.青苹果红苹果：大学生性问题［M］.北京：高等教育出版社，

2008.

7. 杨开峰. 统筹施策：疫情之后的公共卫生之治［M］. 北京：中国人民大学出版社，2020.

8. 约翰·蒂斯代尔，等. 八周正念之旅：摆脱抑郁与情绪压力［M］. 聂晶，译. 北京：中国轻工业出版社，2017.

（上海市浦东新区华高小学　张琪娜）

专题十三

学习这回事儿

——谈谈学习力

　　未来的文盲，不再是不识字的人，而是没有学会怎样学习的人。

——埃德加·富尔

引　例

　　突如其来的新冠肺炎疫情，改变了石头同学原本的学习模式，原来的线下学习变成了线上学习，一直感觉到被约束的小石头开心坏了，就像放飞了的风筝。老师在云端直播点名，石头还在被窝里；老师在屏幕的那头讲题，石头在这头吃饭；石头一边听网课，一边刷视频，遇到不感兴趣的课，索性课也不听了，还和网友联机打起了游戏。由于石头没跟上空中课堂的学习进度，无法及时消化知识点，天天被老师催着交作业，父母为此事感到很烦恼，而且被石头那句"大家都这样"气得火冒三丈，亲子关系也紧张起来了……

　　终于盼到了可以返校的通知，石头的父母松了一口气。

　　谈到学习，人们自然就会联想到学生、家长、教师这三个角色。

　　如果你是学生，你有过石头这样的线上学习经历吗？

　　如果你是家长，孩子的学习状态有让你产生过无助的感觉吗？

　　如果你是教师，你是否在思考怎样提升学生的学习能力？

　　对于上述问题，每个人都会有自己的回应和思考。线上学习带来的最大挑战就是学生的自主学习力，它是 21 世纪人类生存的基本能力之一。本专题将带你了解学习这回事儿。

一、学习，你怎么看？

你觉得下列情景是否属于"学习"？属于的话，请在括号内打钩。

（　　）课堂上听老师讲课

（　　）参观博物馆

（　　）与同学讨论题目

（　　）尝试做甜点

（　　）狗看着手势做拜年的动作

（　　）长颈鹿在出生后会站立

（　　）出门旅行

（　　）学会用手机支付

你会发现这些都是学习，学习无处不在。

谈到学习，我们也会很自然地联想到知识学习，联想到考试。有些人考试考不好，就会抱怨自己的智力不行。然而，单凭考试就断言自己智力不行，其实是不合理的。霍华德·加德纳（Howard Gardner）的多元智能理论认为每个人的智力都各具特色，评价智力不能仅仅从某个单一维度出发。考试其实仅仅反映了某一方面的智力（比如言语、数学逻辑），如果你这方面突出，自然就得了优势，但是如果你的优势在人际、身体运动、音乐等其他方面呢？一张试卷就显得很片面。

还有一个现象，不知道你有没有留意到？在学习中遇到记不住内容的情况，你会怎么想？对自己说"我的记性差透了，根本记不住"吗？这样说的话，就意味着情况恒定不变，你的记忆力无法再提高。其实，你可以尝试换一种说法——"我目前还不是特别擅长"，这样就可以看到有成长进步的空间了。与其把错误视为失败的证据，不如把它们当作你正在努力尝试的证据，这就是一种成长型的思维。我们需要借助成长型思维来理解学习，它帮助你相信自己可以无限创造学习潜力，而不是产生挫败就止步不前。

也许你会产生这样的想法，"这是自欺欺人，就算改变了我的想法，我的大脑还是那样，难道我的大脑也会改变吗？"过去我们认为大脑发育到了青春期的尾端后便不会再生长，只会慢慢退化。但是随着脑科学的研究发现，我们的大脑具有神经可塑性。对于学习，神经可塑性意味着什么？每一次当你学到新的东西，有了新的经历，又或者适应了新的事物时，大脑都会建立一个新的突触联系。随着时间的推移，大脑受到我们自身行为和身边环境的影响，其结构和大小会发生改变，也就是说具备了无限学习的可能。

这样的介绍，有没有让你对学习产生新的认知？其实，学习的道路是很精彩的，你会有很多体验和领悟。回顾我们之前的学习道路，你有没有发现"观察""记忆""练习"这几个环节与学习之间存在某种特殊联系？

二、观察与学习

在日常学习时，你观察过自己属于哪一种学习风格吗？

你喜欢通过双眼观察，例如看图片去获取和加工信息？你偏好听觉，通过专心听讲，或大声朗读等方式来学习？你喜欢记笔记、做实验等，通过用手触摸或做中学？你会结合所看、所听、所做，调动多重感官的学习？

你偏向哪种学习风格？我们发现，每个人都有自己倾向的学习方式，会用不同的感官来处理信息。如果你已经了解了自己的学习风格，那么下面这些小方法可以帮你在原来的基础上提升学习效率。

视觉型：多使用图画、图表；将需要记忆的内容转化为符号进行记忆；用不同的颜色来标记不同类型的信息。

听觉型：大声朗读需要记忆的信息，听自己录下的记忆内容；和别人讨论或给他人讲解，说出学到的知识；应用一些听书软件，如喜马拉雅等。

触觉型：多动手，多进行实验和操作；创造机会让自己参与其中；在课堂学习中，还应该提升自己看和听两方面的能力。

混合型：调动多种感官，例如边听边看边练。据调查，调动多重感官是最有效的学习方法[①]。

接下来，让我们再来做个观察。学习时你是怎样的状态？你是怎么想的？你的情绪怎样？你会表现出哪些行为？（请思考30秒）

下面这些可能是你的回答：

我浑身不舒服，没有力气，有种挫败感，想逃跑。

我会很兴奋，不知疲倦、不怕困难地积极主动学习。

这个有点难，我没法感受到。

也许你还有别的回答，其实不管哪种回答都没有关系，只要你从这一刻开始保持对自己学习状态的好奇心就可以。

你肯定有一个疑问，如果在考试时感到紧张、焦虑，没有办法施展自己全部的能力，这样的消极情绪对学习有害，即使这样，也让它存在，不用消除吗？对的，我们不用刻意去消除那些消极的情绪，要允许它们存在。其实，情绪不能简单地被定义为好或坏，每一种情绪都有它的功能。比如某人考前对自己自信满满，但是他太过自信，最后粗心让他在考试中丢分出错。太过正向积极的情绪也有可能让我们放松警惕，不一定会给我们的学习带来帮助。不论是

---

① 钱静峰.我的生涯笔记：初中生涯发展指导手册［M］.上海：上海交通大学出版社，2016：49—51.

积极情绪还是消极情绪，都有可能影响到我们的学习，所以不能因为是消极情绪，就想消除。积极心理学领域的领军人物芭芭拉·弗雷德里克森（Barbara Fredrickson）教授提出，最佳情绪配比是 3 份积极情绪加上 1 份消极情绪。

为什么情绪会影响我们的学习行为？因为情绪能够激活我们的动机。不同的动机强度会带来不同的行为反应。再分析一下考试这个例子。考试时，如果你毫不在乎、自信爆棚、没有压力，那你很可能就不会认真仔细地思考题目，也许还会漏做几道题，这样考试结果也不会好。另一个极端，如果你给自己施加的压力很大，就很容易出现失眠、手抖、心跳加速、呼吸困难等现象，那你也不能正常发挥。事实上，当动机处于适宜强度时，工作效率最佳；当动机强度超过顶峰时，工作效率会随强度增加而不断下降；当动机强度过低时，缺乏参与活动的积极性，工作效率也不可能提高。这就是耶克斯-多德森定律，它正好可以解释这个现象。

也许你会好奇动机的最佳水平与任务性质有没有关系？确实有蛮大的关系。当任务较为容易时，最佳的动机水平可以偏高点；任务难度中等时，最佳的动机水平也适中；任务越难时，最佳的动机水平可以相应降低。例如：遇到较容易的学习任务，可以营造使自己集中注意力、尽量紧张一点的学习氛围；遇到复杂困难的学习任务，可以营造轻松自由的气氛，让自己心平气和，避免过度紧张和焦虑。

除了观察自己的学习风格、情绪状态、动机强度外，你还需要学会观察身边的环境。这是为什么呢？因为你可以塑造身边的环境，同样你身边的环境也会影响你的行为。简单地说，你和环境的交互作用会大大影响你的学习效果。当你在学习的时候，你家里的其他成员会做什么呢？他们是在安静地看书，还是玩手机呢？如果让你说出你身边五位好朋友的名字，他们会是谁呢？仔细想想，他们是否爱学习、会学习？你所处班级的学习氛围怎么样？"孟母三迁""近朱者赤，近墨者黑"都在告诉我们环境的重要性。所以，如果你想提升自己的学习力，不妨多多观察身边的环境。寻找身边成绩较优秀的学生，观察、学习他们的学习策略，再结合自身的学习情况，内化成适合自己的学习策略，这就是观察学习。你发现观察在学习中的重要性了吗？

三、记忆与学习

我们都知道记忆对学习的重要性，但是不一定了解这背后的脑科学知识。记忆的真相到底是什么呢？

有一种说法认为，人脑中大约存在 1000 亿个神经元，每个神经元通过神经纤维分别与其他一万个神经元相连，这种神经元之间相互连接构成的系统就叫作神经回路。我们可以把人脑想象成一个超级庞大的网络，里面有无穷多的神经回路，记忆就是脑内新神经回路的形成。

人脑中存在长期记忆和短期记忆。保存长期记忆的部位是大脑皮质，可以保存我们已经记住的知识。但是想让信息长期保存在人脑中，要先通过短期记忆——一个帮助长期记忆调取或保存信息的临时储存信息的场所。因为短期记忆的容量比较小，不能同时保存太多的信息，而且保存下来的信息也会很快被忘记。如何将短期记忆转化成长期记忆呢？这里就要介绍一下大脑里的海马体，它是学习与记忆的重要桥梁。

你羡慕过目不忘吗？假如你体验过将要睡觉时，一天中所有见到的信息不断浮现、无法忘记，影响你的思考和生活，你就会发现那是件多么痛苦的事。这时，人脑中的海马体闪亮登场。人脑的设计机制是为了能够尽快忘记大量的信息，海马体就是信息的"关卡检查员"，只有被审核为"必要"的信息，才有成为长期记忆的资格，审核期最短也要一个月，而且审核十分严格，除特殊情况外，一般不会一次就通过。^①不知道你有没有这样的经历？如果你曾经被开水壶烫过，就知道不要碰烧水的壶，这不需要再次学习。但是，为什么课堂里老师反复要求记住的知识点，当时记住了，可是过一会儿又忘了呢？这其实就是海马体对信息的审核——是否有利于生存，是否是必要信息。

那么如何让海马体将信息判定为必要信息呢？我们可以持续不断地向海马体传送同一个信息，海马体就会产生错觉——这一定是非常重要的信息，于是允许信息进入大脑皮质。如果忘记了，重新再记忆，只有进行反复记忆，那些知识才能被保留在长期记忆中。现在你明白为什么学习中要反复记忆了吧！

四、练习与学习

提到练习，不得不提安德斯·艾利克森（Anders Ericsson）博士。他是一位喜欢通过观察个案来寻找刻意练习与杰出人物的杰出表现之间关系的心理学家。刻意练习与学习能力提升有怎样的关系呢？刻意练习中我们需要注意的重点在哪儿？怎样进行刻意练习？让我们带着这些问题，跟着艾利克森博士的研究一起去看看。

在艾利克森博士大概10岁的时候，他的父亲跟他说小提琴家尼科罗·帕格尼尼（Niccolo Paganini）会在演奏中用很大的力气，一根接一根地挑断琴弦，这让小艾利克森感到很神奇。艾利克森长大后，将这个人物作为他刻意练习研究的对象。原来，当时帕格尼尼与一位经常看他表演的女士坠入爱河，也许是爱情的魔力激发了帕格尼尼的灵感，他用小提琴最上边和最下边的弦来演奏，代表女

---

① 池谷裕二.考试脑科学：脑科学中的高效记忆法［M］.高宇涵，译.北京：人民邮电出版社，2021：10—13.

子的声音和男子的声音，以此来表达两人之间的对话。成功的表演，让帕格尼尼收到了公主"能不能在一根弦上发挥你的天才？"的请求。从此，帕格尼尼深深陶醉于这种方式的作曲，并且只用一根琴弦表演。

艾利克森博士发现大师独具的一根弦演奏能力，并不是神奇的超能力，而是长期而细致练习的结果。从对天才们的调查研究来看，艾利克森博士从没有找到过关于任何人不经过高强度和广泛的练习便能培养杰出能力的例子。现在，当你遇到一位学习能力很强的小伙伴时，你会怎么看他的"学习天赋"？

如何最好地学习？艾利克森博士指出刻意练习可以改变教育与学习。刻意练习强调你可以做什么，而不是你知道什么。在这里，你一定要清楚我们学习的最终目的并不是知识本身，而是为了培育技能。这就需要我们在练习中学会创建心理表征——刻意练习中的重要部分。

什么是心理表征呢？比如当我向你提到上海外滩有个"三件套"时，你的脑海里会出现上海中心大厦、上海环球金融中心、金茂大厦三幢大楼，这些形象就是外滩三件套在你脑海中的心理表征。也许你的脑海还会出现"打蛋器""开瓶器""注射器"或者"一本卷起来的书""一柄竖起来的剑""一支竖起来的毛笔"等形象，这些都是你的心理表征。

心理表征有什么作用？假如现在要求你将一块等腰三角形纸板，只剪一刀来制作一个平行四边形纸板，不能浪费，要充分利用纸板，你会怎么剪？这时你的注意力与短时记忆的局限便会呈现出来。我们在考虑剪剪拼拼的时候，还得记住等腰三角形、平行四边形之间的信息。假设我们已经将平行四边形的定义、等腰三角形三线合一、中位线的性质等信息内化于心，成为解决这个问题而创建的心理表征中的一部分，那将帮助我们更容易运用信息进行多方面、多角度、多层次的探究（见图 13-1）。

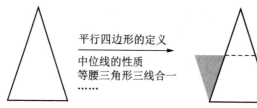

平行四边形的定义
中位线的性质
等腰三角形三线合一
……

图 13-1　等腰三角形剪法示例

所以，在学习中要创建怎样的目标呢？那就是创建有效心理表征。数学课堂中，老师反复教的如何做加减乘除、如何解方程，以及怎样确定什么情景下用哪种方程来解题等，就是我们要去掌握的心理表征。你只有通过解决这个问题，失败之后再调整方法，不断尝试、循环往复，才能创建心理表征。同时，你还会有一个意外收获，在创建心理表征的过程中你吸收了大量与内化的技能相联系的信息，这样又回顾了原先储备的知识。正如古人所云："温故而知新，可以为师矣。"

其实，心理表征的作用远远不止于此，它还有助于我们理解达到某个领域的成功到底需要做些什么。我们在学习时可以想象自己就是学霸附体，根据脑中已有的对"学霸"的心理表征指引接下来如何听课、做笔记，做题时也就不会仅仅停留在题目本身，还会去思考题目背后的知识点，寻找各知识点之间的联系，建构知识框架。这样"像学霸那样思考"帮助我们更接近学霸状态，更深入理解知识点，从而达到触类旁通的效果。也就是心理表征给我们指明了方向，让我们明白今后需要付出怎样的努力才能使自己的梦想成真。

当然，刻意练习其实是非常专业的练习形式。你想要在某领域取得一定的技能提升，就需要找到一位知道哪些方法是传授这些技能的最佳方法的导师或者教练来教你。而且，这个行业或领域本身必须拥有一套高度发达的技能。[①]然而，符合所有这些条件的情况其实很少，你会因此放弃练习吗？其实我们还是可以结合刻意练习的

---

① 安德斯·艾利克森，罗伯特·普尔.刻意练习：如何从新手到大师［M］.王正林，译.北京：机械工业出版社，2016：127—132.

特点，最大限度地运用刻意练习原则来帮助自己学习。来看看下列哪些资源或特质，是你目前已经拥有的，请在括号内打钩。

（　　）你要学习的某一领域中，已经有一整套行之有效的训练方法，并能被监管。

（　　）学习中，你可以持续不断地挑战自己的舒适圈。

（　　）你有一个良好定义的特定目标，具体而非模糊。

（　　）你会有计划地进行一些微小的改变，并不断累积，达到大的变化。

（　　）你会全身心地投入，跟紧目标，并主动根据实际进行适当调整。

（　　）你在学习中，会得到反馈，会得到导师或教练的指点，慢慢地会进行自我监测。

（　　）练习中，既产生有效的心理表征，又会依靠有效的心理表征。

（　　）能知道在练习中做得怎么样，又能注意到什么时候做得不对，以及如何调整。

（　　）你会关注过去获取的技能并不断构建或修改。

（　　）有导师或教练为你提供正确的基本技能。

如果你目前已经拥有较多上述资源或特质，说明你离这种"刻意练习"越来越近，恭喜你！如果不多也没关系，这些将成为你今后提升自己学习力的行动目标，加油哦！

五、你准备好了吗？

聊了这么多，你是不是想要马上行动？这里整理了一些学霸们经常用到的学习小技巧。学习中，你有用过这些技巧吗？效果怎么样？

（一）如何制订并实施计划?

我们可以参考 SMART 原则来制订目标。SMART 原则分别是 Specific（具体的）、Measurable（可衡量的）、Attainable（可达成的）、Relevant（相关的）、Time-bound（有一定期限的）。例如一位初二学生在暑假里制订了"四周内背出 1680 个中考词汇"的目标。这个目标就是符合 SMART 原则的，因为该目标用具体的语言说明要达成的行为标准，1680 这个数据可以衡量是否达成目标，对一个初二学生来说通过努力是可以完成的，也是与他即将面对的中考相关的，在四周内有时间限制。那么接下来如何实施？

第一步：制订每日任务清单

对于一个放暑假的孩子来说，一天中有很多时间，也有很多事情需要完成。很多琐碎的小事儿，其实只产生微小的影响。帕累托法则提示要把主要精力放在 20% 的关键事情上，避免将时间花在杂七杂八的事情上。对一天要做的事情进行筛减，将更多的精力放在设定的目标上。同时，借助目标分解法可以将一个远期目标（四周 1680 个）分解为若干个小目标（每天 60 个），甚至更小的目标（每天分三次，每次 20 个），越小的目标越能实现，即时产生满足感和积极的情绪体验，从而推动下一步的行动，防止拖延。

第二步：将所有任务进行分类

我们可以将任务按照紧急和重要两个维度进行分类。根据时间管理四象限法，重要而紧急的事情排在第一位，要立即做完；重要而不紧急的事情次之，要分解任务，制订计划，按部就班去做；紧急而不重要的事情再次，能不做就不做或与他人分担着做；对于那些不重要、不紧急的事情，应尽量将其摒弃，以优化自己的时间使用效率。

第三步：根据每日任务安排，分配时间

一旦开启学习模式，就可以借助番茄工作法。将番茄时间（计时器）设为25分钟，其间专注工作，中途不做任何无关的事，直到番茄钟响起，短暂休息一下，5分钟左右，每4个番茄时段后可以多休息一会儿，15—30分钟。当然这位同学的每日目标也许只要1—2个番茄时间。

第四步：执行并思考

给自己找一个安静、整洁的环境，准备好工具，开启背单词模式。睡前对一天进行总结，如今天做了些什么事，哪些地方存在不足。

（二）如何阅读?

你知道PQ4R法吗？它是由托马斯（Thomas）和罗宾逊（Robinson）提出来的。当你要学习一个章节内容时，可以这样做：

预览（Preview）：快速浏览材料，对材料的基本组织主题和副主题有一个初步的了解。注意标题和小标题，找出你要读的和学习的信息。

设问（Question）：阅读时自己问自己一些问题。根据标题用"谁""什么""为什么""哪儿""怎样"等疑问词提问。

阅读（Read）：阅读材料，不要泛泛地做笔记。试图回答自己提出的问题。

反思（Reflect）：通过把信息和你已知的事物联系起来，把课本中的副标题和主要概念及原理联系起来，试图消除对呈现的信息分心，用这些材料去解决联想到的类似问题来试图理解信息并使信息有意义。

背诵（Recite）：通过大声陈述和一问一答，反复练习记住这些信息。你可以使用标题、画了线的词和对要点所做的笔记来提问。

回顾（Review）：积极地复习材料，主要是问你自己问题，当你答不出来时，重新阅读材料。

（三）如何做笔记？

听课如何做笔记？这里介绍一下 5R 笔记法，又叫康奈尔笔记法，是用产生这种笔记法的大学校名命名的。

记录（Record）：将笔记本的一页分为左边小右边大两部分，左侧为副栏，右侧为主栏。主栏内尽量多记有意义的论据、概念等讲课内容。

简化（Reduce）：下课以后，尽可能及早将这些论据、概念简化在回忆栏（副栏）。

背诵（Recite）：遮住主栏，只用回忆栏中的摘记提示，尽量叙述课堂上讲过的内容。

思考（Reflect）：将自己的听课随感、意见、经验体会之类的内容，与讲课内容区分开，写在卡片或笔记本的某一单独部分，加上标题和索引，编制成提纲、摘要，分成类目，并随时归档。

复习（Review）：每周花 10 分钟左右，快速复习笔记，主要是先看回忆栏，适当看主栏。

（四）如何记忆？

艾宾浩斯记忆遗忘曲线告诉我们，学习中的遗忘呈现先快后慢的规律。所以，每次上完课，我们可以利用碎片化时间进行及时强化。当然，及时复习远远不够，要想让知识变成长时记忆，我们还要做好间隔复习。

还记得海马体吗？如果在一个月以内多次复习相同的知识，海马体就会产生错觉，将信息判定为必要信息，并允许它们进入大脑皮质。我们可以按照下面这个时间间隔进行复习。[①]

第一次复习：学习后的第二天；

———————

① 池谷裕二.考试脑科学：脑科学中的高效记忆法［M］.高宇涵，译.北京：人民邮电出版社，2021：42—43.

第二次复习：第一次复习一周后；

第三次复习：第二次复习两周后；

第四次复习：第三次复习一个月后。

以上计划将复习分为四次，每次复习之间都存在一定的时间差，整个计划在约两个月内完成。首次复习时要像初次学习那样用功，不仅要用眼看，还要写出来、读出来，尽可能地调动自己的感官，输送进海马体的信息越多，成功欺骗海马体的可能性就越大。

也许你从别的书上看到的间隔时间和这里不一样，没有关系，只要记住在学习完新知识后，及时复习、间隔复习就可以了。

其实，关于学习这个话题的内容太多了，一口气是讲不完的。学习方法千万条，总有一条适合你，希望你不断尝试，找到适合自己的学习方法，提升自己的学习力，迎接未来的挑战！

最后，把阿尔伯特·爱因斯坦（Albert Einstein）的这个成功公式送给你："成功 = 刻苦努力 + 正确方法 + 不说空话。"

■ 拓展阅读

1. 吉姆·奎克.无限可能：快速唤醒你的学习脑［M］.王小皓，译.北京：人民邮电出版社，2020.

2. 池谷裕二.考试脑科学：脑科学中的高效记忆法［M］.高宇涵，译.北京：人民邮电出版社，2021.

3. 刘儒德.高效实用的记忆策略：来自心理学的建议［M］.上海：华东师范大学出版社，2013.

4. 安德斯·艾利克森，罗伯特·普尔.刻意练习：如何从新手到大师［M］.王正林，译.北京：机械工业出版社，2016.

（上海市黄楼中学　曹宏婉）

吃好睡好身体好
——谈谈自我照顾

> 健康不仅是没有疾病，而且包括躯体健康、心理健康、社会适应良好和道德健康。
>
> ——联合国世界卫生组织

引 例

王女士最近每天都感到很累，甚至有种身心俱疲的感觉。白天上班忙工作，长时间坐在电脑前，一天下来腰酸背痛，眼睛酸涩。下班后，忙着买菜做饭，为读初三的女儿准备丰盛的晚餐，孩子吃得津津有味，王女士却没什么胃口。孩子努力读书睡得晚，王女士也跟着睡得晚，刷刷抖音，玩玩小游戏，一晚上就过去了。好不容易躺下了，明明很累的她却怎么也睡不着，即便迷迷糊糊睡着了，夜里睡得也不踏实，早上还容易早醒，于是白天精神萎靡不振，记忆力下降，注意力不集中，只好靠喝咖啡来提神。有人说王女士是进入了更年期，有人说她是因为孩子读初三太焦虑，也有人担心她身体出了问题，建议她去医院检查。可是到了医院，王女士不知道自己该看什么科，只好做了全面检查，却也没发现大问题。此外，王女士的女儿每天都学到很晚，甚至有时候晚上趴在书桌上就睡着了，早上起床很困难，要叫好几遍才会醒过来。女儿虽然看起来学习很努力，但是记忆力、注意力却越来越不好，这也让王女士越来越担心。

如果你是学生，你会像王女士的女儿那样，睡眠不足，疲倦不堪，学习效率低下吗？

如果你是成年人，你会像王女士那样深受睡眠困扰，胃口不好，身心俱疲吗？

其实啊，别小看睡觉和吃饭这些你每天都要做的事情，它们对你的身心健康非常重要。每次去看病，不管是内科、外科还是精神科，医生常常会问"最近睡得好吧?""最近胃口怎么样?"之类的问题。这都说明对人类而言，饮食和睡眠是最基本的生理需要，也是影响身心健康的最重要因素。

本专题将带你了解有关睡眠健康和饮食健康的问题。

一、说说睡眠那些事

睡眠是人类生存最基本的生理需要，人的一生大约有三分之一的时间是在睡眠中度过的。也许你以前从未想过睡眠对健康这么重要，也从未尝试去了解睡眠是怎么一回事。如果你一直睡得很香，早上醒来感到神清气爽、不困倦，说明你的睡眠质量不错。如果你因睡眠不好而困扰，也不要担心，可以跟着本专题一起来了解睡眠是怎么一回事，然后分析自己的睡眠状况，有针对性地做点什么来改善睡眠，当然你也可以将下面的这些内容分享给身边那些正在受睡眠困扰的亲朋好友。

（一）每个睡眠周期都有不同的睡眠阶段

睡眠是有周期的，在整夜的睡眠中，你会经历几个睡眠周期。通常一个睡眠周期大约90分钟，其中包含四个睡眠阶段（见图14-1），也有的说是五个睡眠阶段。

第一阶段是入睡期。你的身体开始放松，呼吸和心跳频率开始下降，你会感觉有点迷迷糊糊，这个阶段占睡眠时间的10%左右。

第二阶段是浅睡期。你可能会睡得不踏实，容易惊醒，这个阶段约占睡眠时间的 50%。

第三阶段是熟睡期—深睡期，又称熟睡阶段。在这个阶段，你的脑电波频率会降到最低，这时的你才真正睡着了，你可能听不到外面的任何吵闹，也很难被人叫醒。如果熟睡阶段的睡眠不足，你在白天会感到极度困倦，还会伴有恶心、头痛、肌肉酸痛、无法集中注意力等情况。长期缺少熟睡阶段，很可能会免疫力下降、心脏变得脆弱，甚至大脑衰老加速，未来患老年痴呆的概率会显著增加。

第四阶段是快速眼动期（Rapid Eye Movement），简称 REM 睡眠阶段，也称为梦眠。你如果从这个阶段醒来，往往会发现自己醒前正在做梦。你知道吗？科学家认为人会在 REM 睡眠阶段对白天学到的知识进行认知加工处理，你想不想也在睡眠中继续巩固白天学习的知识呢？

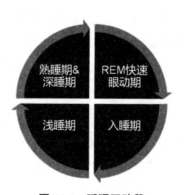

图 14-1　睡眠四阶段

如果你感到自己一直睡得不沉，有点动静就容易惊醒，很有可能是因为你一直停留在第一、第二个睡眠阶段，没有进入深睡阶段。哄孩子睡觉的时候，第一、第二阶段并不是你放下孩子并离开的最佳时期，第三阶段孩子会睡得更实沉。一个人睡眠的好坏，不仅要看睡眠时间的长短，还要看睡眠的质量，而睡眠的质量与睡眠的阶段与周期都有关。

（二）关于睡眠债

前面我们说过睡眠有四个阶段，但是每个人的睡眠实际情况却各有特点，有的人一天只睡很少的时间，有的人看起来一直躺在床上，但睡眠质量却不高，我们不妨说这样的情况就是欠下了睡眠债。你有没有像王女士或王女士女儿那样，在工作或学习任务太多、时间不够用的时候，向睡眠要时间，最后陷入了"晚睡—缺觉—精神不佳—低效率—焦虑"的恶性循环中呢？也许你正处于青春期，有时候内心深处会有一种把推迟睡眠时间作为对家长约束的反叛或者用这样一种自己能完全掌控的方式来显示已经长大并独立的想法。

睡眠债又分为两种：短期睡眠债和长期睡眠债。顾名思义，短期睡眠债是指一晚没睡好的情况，你可以通过白天补充睡眠、增加营养和运动补救等方法抵消影响，让身体重新振作。但有研究发现，即便是只有一晚上睡眠不足，都可能影响人的决策能力和警觉性。如果你长期睡眠时长不足或长期睡眠质量不佳，你就欠下了长期睡眠债。研究表明，长期睡眠不足会损害认知功能、记忆力和免疫系统，增加心脑血管疾病、抑郁症、糖尿病和肥胖的患病风险。青少年在深睡期生长激素代谢处于活跃期，与营养、遗传等接近的青少年相比，长期晚睡的青少年往往个子更矮。长期缺觉还会引发很多身心疾病，如脱发、心脏不适、血压升高、焦虑症等，严重的甚至引发中风、猝死等意外。

据美国疾病控制与预防中心（CDC）2014年的统计，若以每日睡眠时长不少于7小时作为睡眠充足的标准，美国有35.2%的成年人睡眠不足。我国卫生健康委员会2019年发布的《健康中国行动（2019—2030年）》则指出，我国成年人平均每日睡眠时长为6.5小时。特殊工种、加班、学习压力大，社交活动频繁或是自制力不强导致作息不规律，都可能让你难以得到充足的睡眠。针对我国中小学生睡眠时间不足的问题，教育部曾根据不同年龄段学生身心发展特点，要求小学生每天的睡眠时间达到10小时，初中生达到9小时，高中生达到 8 小时，这需要学生本人、家庭、学校和社会一起努力，只有这样才能真正促进学生的身心健康发展。

（三）与治疗失眠有关的药物

当你深受失眠困扰时，为了寻求安稳的睡眠，也许会希望能有一种药物帮自己立竿见影地解决失眠问题。到底有没有这样的神药呢？

医生会根据你的情况和适应证开具睡眠类药物，比如给成年人开思诺思（酒石酸唑吡坦）来治疗严重偶发性失眠症和暂时性失眠症，用苯二氮卓受体激动剂来减少某些重要中枢神经元的放电，通过抑制中枢神经系统的活动来改善睡眠质量。你也许对安眠药又爱又恨，左右为难：不吃吧，担心睡不着；吃吧，又担心会上瘾。

用药一段时间后作用就不明显与以下几方面因素有关：其一，可能由其他身心疾病导致失眠，如抑郁症、焦虑症、呼吸系统疾病等，如果不能从根源上解决问题，仅服用安眠药是效果很差的；其二，可能与耐药性有关，随着药物剂量的增加，药物促进睡眠的作用反而不明显了；其三，药物都会有一些副作用，譬如可能导致白天出现困顿、注意力和警觉力下降等。比如，思诺思因为作用于睡眠周期，所以会有早醒的副反应，有时候这些副作用会让你开始怀疑药物的效果。

在国外，医生也会给有睡眠困扰的病人开褪黑素受体补剂。褪黑素（Melatonin，简称 MT）是由大脑内松果体分泌的激素之一，所以也被称为松果体素。交感神经兴奋时会促使松果体细胞释放褪黑素，通常白天分泌受抑制，晚上分泌活跃（见图 14-2）。如果分泌少了，就容易出现失眠等问题，这时如果服用褪黑素补剂，就能缩短睡前的觉醒时间和入睡时间，改善睡眠质量。褪黑素补剂对一些人效果明显，但也可能带来一些副作用和潜在风险。长期使用褪黑素，服用的剂量会随时间推移越来越大，还会降低大脑自主分泌褪黑激素的本能，导致褪黑激素受体的敏感性下降，甚至身体可能会关闭使用褪黑激素的能力。与其他的营养补剂一样，褪黑素对不同个体影响不同，同样的剂量或许能帮个体重建睡眠周期，但如果换另一个人，则可能会让其做噩梦，甚至早上感觉更头昏眼花。

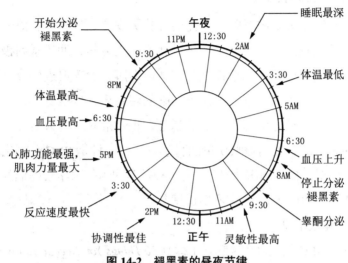

图 14-2　褪黑素的昼夜节律

（四）靠喝咖啡来提神？

当你晚上没睡好、白天没精神时，你也许会寄希望于另一种提神神剂——咖啡。咖啡中含有咖啡因，咖啡因会经由血液加速抵达大脑，对大脑内发挥镇静作用的腺苷酸产生干扰，所以喝咖啡可以让人精神振奋。也有研究证明，咖啡因可以让脑内的多巴胺增加，使人心情愉快，可以暂时减弱大脑昏昏沉沉想睡觉的感觉。但是喝太多咖啡或者太晚喝咖啡会使个体太亢奋而失眠，每天喝咖啡还会产生依赖性，一旦不喝咖啡了反而会出现烦躁及头痛等戒断反应。高剂量的咖啡因会增加焦虑和恐慌，有焦虑和恐慌的人也会对咖啡因更敏感，所以心理医生一般不建议正在服药治疗的人喝咖啡。有心血管疾病的人也要注意，过多的咖啡因会导致心跳加快，血压上升，对健康造成严重影响。

你已经知道咖啡中含有咖啡因了，但是你知道我们常喝的奶茶和茶叶中也含有咖啡因吗？现在，你终于明白为什么自己喝奶茶或者喝浓茶也会睡不着觉了吧？

（五）让自己睡得更好

当你饱受失眠困扰时，你需要寻找更安全、最有效、更适合自己的改善睡眠的方法。你可能试过让自己更劳累，期望累到极点的自己可以倒头就睡；你也许试图在睡前泡脚，希望促进血液循环以帮助睡眠；你也许试过在睡前听助眠的轻音乐，放松身心，达到入睡的目的。每种方法都有一定的道理，也可能对一些人有效。下面介绍两种有助于提高睡眠质量的科学方法，一种是 BBC 公司出品的纪录片中提到的"睡眠十律"，另一种是美国睡眠医学会提倡的"失眠的认知行为疗法"，大家不妨试试看。

1. 睡眠十律

英国 BBC 的纪录片《睡眠十律》（ *10 Things You Need to Know about Sleep* ）中分享了十个睡眠方面的建议。

（1）降低体内的温度会产生睡意

你知道吗？人体内温度降低时更容易产生困意，如果你在睡前才洗澡，会让你的身体温度升高，反而更不容易入睡，所以为了入睡更容易一些，你可以在睡前 1 小时洗澡或者泡个脚，这样你的体温会下降更明显，随着体温的下降，困意也会慢慢袭来。

（2）通过睡眠限制来治疗失眠

你要让自己意识到，床只是用来睡觉的，避免在床上玩手机、看电视或者用电脑，并且尽量保证每天在同一时间上床睡觉，同一时间起床。这是类似条件反射的训练法，当你已经习惯把困意跟床和生物钟联系到一起时，你的睡眠可能就会得到改善。

（3）利用打盹来补充精力

如果你夜晚睡眠不足，也可以通过白天的打盹来补充精力，每天最佳打盹时间是下午 14—17 时，哪怕你睡不着，闭上眼睛休息 5—10 分钟都能补充精力。要注意，尽量不要在早上 8—12 时和晚上

18—20时打盹。

（4）解决打鼾问题

英文中有一个词叫"sleep sound"，是指一个人酣睡，睡得很香，但并不是鼾声越响就睡得越好。如果你睡觉会打鼾，那是因为你在呼吸时，喉咙、口腔、鼻内软组织有振动，产生了鼾声。打鼾不仅会影响身边人，更会因为呼吸受到影响而导致你自己的睡眠质量不佳。如果你的打鼾问题严重，最好去看睡眠科医生，只有解决了打鼾问题，你才有可能真正体验酣睡的感觉。

（5）确保正常完成睡眠阶段

"睡眠十律"认为每一个睡眠周期分为五个阶段：昏昏欲睡的入睡期、轻度睡眠的浅睡期、深度睡眠、REM、做梦阶段。每个周期90分钟左右，你每晚会经历4—6个睡眠周期。

如果你是在睡眠周期中间醒来会觉得很难受，但在完整睡眠周期结束时醒来会感觉舒适。你可以通过智能手环或App记录睡眠时间和睡眠质量，然后有意识地进行调整，找到自己睡眠的最佳时间段。纪录片中特意提到酒精、咖啡对睡眠的影响，在入睡前最好不要饮用这些饮品。咖啡会使人入睡困难，使入睡后轻度睡眠的时间增长，深度睡眠的时间减少，睡眠周期中醒来的次数增加，让人无法得到充足的休息。酒精则使人很快入睡，但在进入做梦阶段所花的时间延长，导致下半夜非常容易醒，影响睡眠质量。

（6）光线会影响睡眠

前面说过影响个体困倦程度的是体内的褪黑素含量，含量越高，人越感到困倦。而调节褪黑素含量的是眼底的一种细胞，当日光摄入眼睛，细胞受到刺激就会抑制体内褪黑素的合成，人就会更清醒。所以睡觉时关闭所有灯光、合上遮光窗帘或者戴上眼罩会让你睡得更好。当然，如果你想早上起来尽快清醒，可以拉开窗帘，让眼睛摄入足够的日光。

（7）食物影响睡眠

你知道食物也会影响睡眠质量吗？你在进食后，会因淀粉的分解导致体内糖分升高而增加睡意。所以有人说吃高碳水化合物更容易促进睡眠；而吃蛋白质含量高的食物更有助于保持清醒。

（8）重置生物钟与克服时差

人体有生物钟，也有食物钟。当你跨时区旅行或出差时，往往睡眠和饮食时间没有规律，就会出现时差。你可以尝试先禁食16小时，到达目的地后，在第一个正常的就餐时间进食，这样可以尽快消除时差，重置生物钟，因为人在饥饿16个小时之后，食物钟会激活以控制睡眠。

（9）通过放松与锻炼快速入睡

有时你压力大或紧张的时候，可能会久久难以入睡，这时你可以尝试通过呼吸松弛、肌肉放松或适当运动的方式，放松身心，减轻压力，缓解焦虑情绪，提升睡眠质量。

（10）自然疗法

你也可以尝试通过呼吸新鲜空气、使用薰衣草熏香、适量喝安神茶等自然疗法来改善睡眠。

2. 失眠的认知行为疗法（CBTI）

失眠的认知行为疗法（Cognitive Behavioral Therapy for Insomnia，简称CBTI），是美国睡眠医学会推荐用于治疗失眠的首选方案。简单来说，该疗法就是通过纠正错误的睡眠认知，建立正确的睡眠行为，来逐步改善睡眠的，通常包括五个模块。

（1）刺激控制，建立"床＝睡觉"的条件反射

心理学界都知道苏联生理学家伊万·彼得罗维奇·巴甫洛夫，他通过一系列在狗身上的实验研究提出了条件反射学说，还因此获得了诺贝尔生理学奖。巴甫洛夫研究发现，给狗食物时，狗会分泌唾液，这是狗的本能，这是一种不需要学习和训练的无条件刺激。单独摇铃给狗听，狗不会分泌唾液，铃声是一个与食物无关的刺激。但是如果每一次喂食物的时候都同时摇铃，让食物和铃声成为配对同时出现的刺激，训练达到一定次数后，只摇铃不给食物，狗也会分泌唾液，这个过程就是条件反射（见图14-3）。

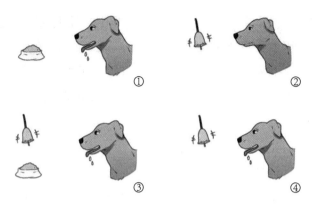

图14-3　巴甫洛夫的条件反射实验（张婧琳创作）

　　失眠的认知行为疗法中的原理正是源于巴甫洛夫的条件反射，使卧室的床和睡觉之间成为同时出现的配对刺激，并通过反复行为训练，形成条件反射。接下来，我们的大脑就会把床当成无条件刺激物，在接触到床时，人就会自动产生困意和睡眠的生理反应。

　　具体做法如下：

　　每天在固定的时间点上床睡觉和起床，包括周末和假日都不能睡懒觉和改变作息规律，做到中午不午睡，平时晚上不熬夜。

　　床只是用来睡觉的地方，只要在床上，就是在睡觉，不要在床上吃东西、看电视、玩手机、听音乐、想事情，因为这些事情与睡觉无关。

　　如果你发现自己在床上躺了15—20分钟还没睡着，那就先离开床，最好是离开卧室，等有睡意了，再回到床上睡觉。这种刺激控制训练可以打破原来因为失眠而产生的烦躁焦虑等不良情绪和床之间的错误联结。要知道因为睡不着，你会躺在床上辗转反侧、焦虑不安，长期如此，就会把令人焦躁不安的情绪与床配对建立起不良的条件反射，而睡不着时及时离开床，则有助于减少这种条件反射的建立。

　　（2）睡眠限制，先解决睡眠效率，再提高睡眠时长

　　很多人因为睡不好，一有机会就想多在床上躺着，觉得哪怕睡不着，多躺着也养神，**CBTI**认为这是不对的，因为这样做会延长

清醒的时间，容易导致睡眠浅和片段化睡眠。睡眠限制就是将人在床上的时间限制到日常平均总睡眠时间，减少清醒但在床上的时间，增加有效睡眠比例。这种方法不但可以减少睡眠浅和片段化睡眠，还可以缩短睡眠潜伏期，减少觉醒次数，增加睡眠稳定性，真正提高睡眠效率。

具体做法如下：

每天定时记录上床、起床时间，估计睡觉总时长。

训练开始时，在过去14天内日平均睡眠时长的基础上增加15分钟，比如你前两周睡眠平均时长是6小时，那么你现在可以睡6小时15分钟。切记，每晚睡眠总时长不低于4.5小时。

每天定时起床和上床，周末和假期也是如此。

白天不能午睡或打盹（这一点和"睡眠十律"的建议有所不同）。

当连续一周能做到后，下一周可以再提早15分钟上床睡觉。

以上五个步骤反复训练，直到日睡眠时长达到8小时或自己理想的睡眠时长为止。

（3）睡眠卫生，良好的生活习惯是改善睡眠的前提

请谨记以下睡眠卫生知识：

每个人都有适合自己的睡眠时长，只要你第二天精力充沛就说明你的睡眠时长适当。要知道有时候过多的睡眠反而会造成睡眠片段化和浅睡眠的比例增加，导致睡眠效率低下。

每天早上或下午坚持运动有助于改善睡眠。

限制喝酒，尤其是在晚饭后不要喝酒。

避免茶和咖啡，尤其是在下午或晚上。

不要在临睡前一小时内处理事情或思考问题，可以在纸上写下第二天要做的事或思考的问题，避免在头脑中反复思考这些问题，否则会变得烦躁不安、难以入睡。

睡觉前避免吃得太饱。

卧室尽可能安静，光线暗淡，温度适宜。

如果在半夜醒来，继续转身睡觉，不要看钟表或手机。

工作日、周末和假期都要定时起床和上床。

午睡或打盹会导致你产生自己已经补过觉了的想法，也会减少晚上的睡意，所以应避免。

只要你白天精力充沛，就说明你已经睡够了时间，而不必纠结于自己每天晚上睡满多久才是合格的。

（4）睡眠认知调整，纠正不良认知，建立积极认知

了解与睡眠有关的科学知识，减少自己对失眠的恐惧和担心，调整与睡眠有关的不良认知，打破因为失眠而焦虑、越焦虑越失眠的恶性循环状况，重建全新的、科学的、积极的与睡眠相关的认知观念。

具体做法有：

罗列那些与睡眠有关的不良认知，譬如睡不好第二天就会精力不济，或者睡不好就会影响第二天考试，这些不一定真的会发生，可能只是自己的心理暗示，会导致焦虑和担忧，反而更加睡不着睡不好。

通过挑战非理性认知，降低个体对原有信念的确信程度或者破除原有的不良认知。

通过澄清、驳斥等认知调整形成新的认知模式，并逐步提高确信程度。

（5）放松训练，降低过度觉醒，调节身心

放松训练有助于降低你在睡眠前后身体和精神上的过度觉醒。你可以试试网上的一些放松训练的音乐和指导语。有条件的情况下，最好在专业心理咨询师指导下开展肌肉松弛、冥想放松和呼吸松弛训练。

也许你会发现"睡眠十律"和 CBTI 的有些原理和做法很像，但也有些方法不尽相同，感兴趣的话，你可以任选其中一种试一试。当你能熟练运用的时候，相信你的睡眠会变得很有规律，也许当你发现自己能自由管理睡眠的时候，睡眠问题就再也不会成为你的困扰了。

二、说说饮食那些事

（一）关于饮食健康

都说民以食为天，饮食对人类身心健康的重要性不言而喻。健康的膳食模式可以满足生命体营养需求，让机体保持健康，还可以降低与营养有关的慢性疾病发生率。生活中我们常常可以发现，很多儿童挑食导致营养不均衡；很多青少年喜欢叫外卖，热衷于重口味的食物；很多中老年人则觉得自己营养过剩，容易出现肥胖、血脂高等健康问题。

英国有一部暗黑系的短视频曾经刷爆网络，名字叫《请不要再虐待你的器官了》，也被称为《器官葬礼》。短片用夸张的画风，细数不健康的饮食和生活方式给身体带来的伤害，例如暴饮暴食、熬夜、吸烟、喝酒等。很多人看了这部短片，都在主人公身上找到了自己的影子，从而开始重视自己的饮食健康问题。

美国农业部和卫生与公众服务部每五年发布一次《美国居民膳食指南》，在2020—2025年版本中提出四条健康准则：在生命每一阶段都应遵循健康的膳食模式；鼓励民众根据个人膳食喜好、文化传统和成本，合理选择食物和饮料；注意营养搭配和总能量摄入适宜；减少添加糖、饱和脂肪酸和钠含量高的食品和饮料，限制酒精饮品。我国国务院2019年发布的《健康中国行动（2019—2030年）》，也将"合理膳食行动"列为重大行动之一。

每个国家都有自己的饮食文化，也有不同的膳食标准。《中国居民膳食指南（2022）》罗列了中国居民的平衡膳食宝塔，标出了每一天每一大类食物的数量构成，并提出了平衡膳食八大准则：

准则一：食物多样，合理搭配；
准则二：吃动平衡，健康体重；
准则三：多吃蔬果、奶类、全谷、大豆；

准则四：适量吃鱼、禽、蛋、瘦肉；

准则五：少盐少油，控糖限酒；

准则六：规律进餐，足量饮水；

准则七：会烹会选，会看标签；

准则八：公筷分餐，杜绝浪费。

怎么样，你做到了以上八条了吗？对照中国居民的平衡膳食宝塔，你的饮食健康吗？

（二）与饮食有关的困扰

1. 节食减肥没效果

当你听到节食这个词的时候，你的第一反应是什么？很多人的第一反应都差不多，认为节食就是不吃饭。其实这个词原本的意思是为了健康，只吃限定的食物或按医嘱进食。

随着社会经济的发展，你有了更多的机会品尝世界各地的美食，但可能在不经意间堆积了越来越厚的内脏脂肪和皮下脂肪，为了让自己更轻便灵活，你开始考虑减肥；也许你的体检指标开始出现异常，出现血脂高、脂肪肝甚至其他疾病，为了健康你开始考虑减肥；也许在以瘦为美的文化和审美观的影响下，你出现了体相烦恼，变得不自信，甚至产生社交困难现象，为了变美你开始考虑减肥。

如果你的基础代谢基本稳定，看起来通过减少热量的摄入来达到减肥的目的似乎也很有道理。但是很多人在这个过程中的做法过于偏激，譬如不吃饭，希望把自己饿瘦。长此以往，可能影响消化系统，导致肠胃炎和胃病。

事实上，在医生的指导下，减少高热量食物的摄入，平衡膳食结构，才是让自己健康瘦身的科学途径。医院也会采用低碳水化合物饮食（Low Carbohydrate Diet，简称 LCD）作为超重/肥胖患者减重治疗的一种饮食干预模式。不管哪种方法，减肥控制饮食的原则都是早餐吃饱、中餐吃好、晚餐吃少，即早晨要吃得营养丰富，中午要多吃些蔬菜，辅以适量的肉和部分主食，晚上则尽量少吃，以蔬菜为主。另外，晚饭时间也很重要，尽量在18时前吃完，如果吃得太晚，可能会使血糖增高，更容易囤积脂肪。你现在明白为什么喜欢半夜叫外卖的人明明很辛苦却总也瘦不下来的原因了吧？

2. 暴饮暴食没规律

当人们心情不好时，可能会通过吃东西来缓解情绪，如果你控制不住自己，则有可能演变成一名暴食障碍患者和神经性贪食患者。

对于暴食障碍患者而言，在一段时间内无法控制地大量进食后会感到心理上的满足，但容易出现高血压、高血脂等问题，影响身体的新陈代谢功能，而且心理上的满足可能伴随罪恶感，甚至患者会因为罪恶感而出现身体不适，如恶心、呕吐和腹痛的情况，并因此停止饮食。

对于神经性贪食的患者来说，他们会反复不断地暴饮暴食，甚至食用高热量食物，比如巧克力、奶油、奶油蛋糕等。患者平时都是自己偷偷地过度饮食的，不会在公开的场合大量进食，但吃完食物之后就会后悔，开始催吐，或是吃一些利于排泄的药物，又或是过度进行运动锻炼，以清除体内的食物。一些人会反复出现贪食和厌食反反复复的情况。

这两种情况都属于心理疾病，后者比前者更为严重，当然两者都需要接受专业的心理治疗，仅靠自己的意志力是很难治好的。

3. 饮食健康小检测

请阅读以下题目，对照自己的实际情况，符合或者认同的在括号中打钩，不符合或者不认同的在括号中打叉。

Q1：有人说，一日三餐中，少吃一两顿饭，是减肥的好办法。对吗？（　　　）

解答：不对。许多节制饮食的人，往往早饭或中饭不吃，一直要饿到晚饭的时候，然后吃晚饭时会狼吞虎咽吃很多。一天中只要有一顿暴食，就会促使脂肪生成，胆固醇也会增加，结果适得其反。

Q2：有人说，吃点心会增加体重。能简单地下这个结论吗？（　　）

解答：不能。不管吃饭还是吃点心，只要一天中摄入的卡路里（热量）超过了身体的需要，体重便会增加。只有一天摄入的总热量不超过需要量时，才有助于减肥。

Q3：有人说，要减肥就一点也不能吃淀粉含量高的食物。是这样吗？（　　）

解答：不一定。淀粉是一种复杂的碳水化合物，每克淀粉或蛋白质含4卡热量，因此以克为单位进行比较，淀粉的热量不会高于蛋白质。同时，多吃些纤维质中含淀粉量高的食物是很重要的。这些食物主要指粗粮、蚕豆、豌豆、新鲜蔬菜，虽然纤维质不会使人消瘦，但它能加速食物在大肠中的排泄过程。

Q4：有人说，吃土豆不会发胖。是吗？（　　）

解答：看怎么吃。一只大的土豆，烘烤后只含145卡热量。如果浇上茄汁或醋之类的调味品，热量会提高到265卡，煎土豆也会使它的热量增加，这主要是油和酱汁的关系，而不是土豆本身的热量。

Q5：有人说，控制饮食的最佳方法是吃那些低碳水的食物。是吗？（　　）

解答：并不是。没有证据表明，低碳水节食效果比同样节制热量的摄入要来得好。事实上，缺少碳水化合物，会引起头晕、目眩、嗜睡的毛病，同时还会增加肾脏的负担。

怎么样，你答对了几题呢？请一定要记住，爱美之心人皆有之，但是只有在医生指导下，健康饮食，加强锻炼，才能保持匀称健美的身材。如果你还是一名处在发育阶段的青少年，更要牢记健康比什么都重要，如果盲目减肥，很容易导致发育的终身隐患，这一定不是你想看到的结果。

三、把自己照顾好是你对这个世界最大的贡献

很多人都希望别人能关心和照顾自己，但是其实我们自己才是最需要关心自己也是最能把自己照顾好的人。《自我关怀》一书提到这样一种观点：把自己照顾好是你对这个世界最大的贡献，只有有能力照顾好自己的人，才有能力去照顾好他人。

（一）关于自我关怀

自我关怀是美国心理学家克里斯汀·内夫（Kristin Neff）于2003年提出的，是指当个体处在困难、挫折、痛苦、失望等不好的情景中时，对自己消极的状态能够保持开放和友善的态度，具有安抚和关心自己的能力。

关于自我关怀的实证研究表明，自我关怀对个体心理健康具有积极的促进作用。高水平的自我关怀与更高的生活满意度、主观幸福感、情绪智力、掌握目标和社会支持有积极的正相关；高水平的自我关怀更不容易产生自我批评想法、抑郁情绪、焦虑感、思维抑制、完美主义及异常进食行为。

心理学家用实验法验证了自我关怀对情绪的作用：

在第一个实验中，要求被试每五天回想一下前四天中做错的事情；

在第二个实验中，要求被试读一段虚构的具有负性情绪的故事；

在第三个实验中，被试在主试的引导下回忆失败的经历。

通过三个实验发现，不管是真实的、想象的，还是回忆中的事件，自我关怀都与负性情绪产生负相关，与正性情绪产生正相关。也就是说，自我关怀的人能更加善待自己，更容易摆脱负性情绪，更有利于正性情绪的产生。因此，我们要像对待最好的朋友那样来对待自己，给自己需要的陪伴、关爱、理解和支持。

（二）学会自我关怀

美国一位心理学家曾提出几个小练习，也许这些小练习能帮你更好地做出改变，获得自我关怀的力量。

小练习：改变内心自我谴责的想法

当你发现你在过度批评自己的时候，花几分钟记录下内心自我谴责的想法，然后试着像平时安慰朋友那样积极正面、充满关怀地回应自己。把内心对自己的批评用亲切、友好、积极的方式重新编排。

小练习：给自己写一封充满关怀的信

当你陷入负性情绪的漩涡时，想象有一个无条件爱你的朋友，他宽容你的缺憾，理解你全部的人生经历。以这个想象中朋友的视角给自己写一封信，想象这个朋友会如何向你表达无限的关怀，尤其是当你对自我进行谴责和批评的时候，这个朋友会怎样提醒你只是冥冥众生中的一员。这个朋友会给你一些改变自己的意见，这些意见又是怎样体现出无条件的理解和关怀的？写完这封信后，你一定要反复阅读，充分感受信中的爱、关怀和接纳。

小练习：坚持写感恩日记

对于特殊时期或是非同寻常的经历，我们可以怀着美好和敬畏的心情去记录。不需要关注格式或是内容的长短，重要的是用心记录下慈爱、幸福和美好的时刻，哪怕只是日常生活中看似普通却带来快乐的小事件。当你怀着感恩的心去记录它们时，就会发现平凡的时光中充满了无尽的欢乐。马斯洛认为，接受和承认自己的痛苦、失败，对个人的成长是十分必要的，坦率地对待自己是人能够做的最有益的认知努力，即对自我无条件的、宽容的、富有爱心的接受是自我关怀最重要的一步。面对一个陌生且不确定的处境，我们常因对环境的自我控制力受限而产生抑郁、焦虑的情绪，但它并不可怕，只要学习如何进行"自我关怀"，我们就能拥抱当下生活里的每一束阳光。

接下来，请结合自己的睡眠和饮食情况，跟着以下步骤设计一本属于自己的《自我呵护手册》。

第一，自制一个小本子，至少有 8 页纸。

第二，在封面上写上书名，如《自我呵护手册》，可以署名，还可以进行美化。

第三，用平和的心去观察自己，不否认那些闪光点，也不为那些小缺点、小毛病感到羞耻。在第二页上写出自己的优点，在第三页上写出自己的缺点。不管优点也好、缺点也好，都是最真实的自己，试着去接纳这个真实的自己。

第四，在第四页上写下你能想到的呵护自己身体的方法。譬如：每天早点睡觉；多喝热水；每节课后都眺望远方，让眼睛不再疲劳等。

第五，在第五页上写下那些能呵护自己心灵的方法。譬如：起床后，听窗外的鸟鸣声；多和朋友聊天；定期进行心理咨询；听喜欢的音乐等。

第六，在第六页、第七页上给自己写一封信，你可以感谢从未放弃努力的自己，也可以给自己打打气、鼓鼓劲，让自己能更好地呵护好自己。

心理学研究显示，爱自己是通往幸福和自在生活的康庄大道。所以，请给自己无条件的关切和安慰，哪怕有时候困难依旧，但你却能避免恐惧、否定和疏离的袭扰。同时，自我关怀还能滋养幸福和乐观的积极心态，即使处在困难时刻也能够感恩生活如其所是的样貌和酸甜苦辣均有的本质。

怎么样？学了这个专题，你有什么收获吗？如果可以，请你在未来生命中的每一天，好好吃饭、好好睡觉，呵护自己的身体，也呵护自己的心灵，让自己的身心更健康，让自己的人生更幸福！

拓展阅读

1. 肖恩·史蒂文森. 这本书能让你睡得好 [M]. 陈亚萍，译. 长沙：湖南文艺出版社，2017.

2. 尼克·利特尔黑尔斯. 睡眠革命：如何让你的睡眠更高效 [M]. 王敏，译. 北京：北京联合出版公司，2017.

3. 克里斯汀·内夫，克里斯托弗·杰默. 静观自我关怀：勇敢爱自己的 51 项练习 [M]. 姜帆，译. 北京：机械工业出版社，2020.

4. 克里斯汀娜·布莱勒. 自我关怀 [M]. 刘晓，译. 北京：北京联合出版公司，2017.

（上海市建平中学　张晓冬）

专题十五

生命的痕迹

——谈谈生命教育

> 你无法延长生命的长度，却可以把握它的宽度；无法预知生命的外延，却可以丰富它的内涵；无法把握生命的量，却可以提升它的质。
>
> ——托马斯·布朗爵士

引 例

    每天上学时，晓晨都要经过一段石子路，凹凸不平。有一次，她无意中被什么东西绊了一下，原以为是石子儿，低头一看却是几株很平常的小草。晓晨暗自惊叹，它们怎么能长在石头路上呢？石头缝中，只有一寸泥土、一丝阳光、一滴雨露……石头路是行人的必经之路，每天被人们无数次地踩踏，还有车轮在上面碾压。突然间，暴雨倾盆而下，黄豆般的雨点啪啪地落下，路边的花儿都垂下了傲慢的花蕾，失去了以往的生机，唯有那几株小草倔强地仰着头，在风雨中摇摆着，以柔弱娇小的身躯迎接暴风雨的洗涤。雨后空气清新，那几株小草依旧在石缝中露出头来，身着嫩绿的衣裳，有点稚嫩、有点青涩。在春风的吹拂下，过了一段时间，小草的衣裳逐渐变成深绿色，沉稳又自信。它们沐浴在阳光下，茁壮生长。

    我们常常吟诵唐代诗人白居易的诗句："离离原上草，一岁一枯荣。野火烧不尽，春风吹又生。"冬季小草枯萎，结束了生命，大地承载着它的生命痕迹。来年春天，小草又悄悄地萌发，伸出绿油油的小脑袋，密密麻麻地挤在一起，汇成一片片绿色的波浪。小草没有被刻意栽培，却拥有顽强的生命力，再次留下不屈向上、茁壮生长的痕迹。

本专题将带你了解和认识生命，探寻生命的意义和价值。

一、生命的形态

从生物学角度来说，生命是指由高分子的核酸蛋白体和其他物质组成的生物，具有繁殖后代、生长发育、新陈代谢、遗传变异，以及在环境变化时常表现出的适应环境和对外界刺激反应的能力。

生物是一个大群体，包括了所有有生命活动的东西——动物、植物和人。英国生物学家查尔斯·罗伯特·达尔文（Charles Robert Darwin）提出生物是通过遗传、变异和自然选择，从低级到高级，从简单到复杂，种类由少到多地进化着、发展着的。人是其中的高级生物，人作为自然生理性的肉体生命存在，除了具有自然界广大生物一样的基本属性，还有区别于其他生物最重要的标志，那就是拥有思想语言和高级智慧。人类是一个不断对自身进行探索的存在物，有着对自己各种感觉、知觉、情绪、思想的直接意识，拥有制造、使用工具和运用高级智慧创造的能力。

生命是宇宙给予地球最宝贵的一份礼物，而人类的生命是地球所有生命中最具灵性、最奇特的。小时候，孩子会用天真的眼神望着父母，撒着娇问："我是从哪儿来的？"爸爸可能会笑着回答："你是垃圾桶里捡来的。"妈妈也同样戏谑道："你是石头缝里蹦出来的……"那么，人类生命到底是从哪里来的呢？

从现代科学的角度来回答，人类生命的原初是从受精、怀孕到分娩。生命的原初，始于母亲体内的那颗幸运的受精卵。每个女孩生来体内就有200万个微小的卵原细胞，每个月只有一个卵细胞成熟；而男人一次能产生2.5亿个精子细胞。当上亿个精子细胞喷薄而出，只有50%的精子细胞幸存穿过子宫颈口，进入子宫开始漫长而危险的旅程。途中，有无数个全副武装的免疫细胞向精子细胞发起攻击……最终，只有一个幸运的精子细胞能够成功与卵细胞结合成受精卵，以四分之一的概率，受精卵在子宫内膜成功着床，形成胚胎，在母体中孕育成一个胎儿，留下胚胎的生命初始痕迹。生命的一切基因特征从此确立，终生不变。

一个生命的诞生，首先要经历"十月怀胎"的孕育过程，其间，胎儿一天天地生长发育。孕期妈妈在不同的孕周也会经历不同的"苦与乐"，孕前反应、孕中身重、生育过程，实属不易。每一个环节稍有不慎，一个生命就可能消逝不见。

每一个新生命的存在都是一个奇迹。人们对自己何时被赋予人的自然属性并没有相对统一的认识。人在出生之前接近300天的"生前事"是一部真正壮观而充满凶险的历史。每个生命都极其特殊，为了捍卫生存的权利，出生之前就已进行了优胜劣汰的殊死争斗。所以当你来到这个世界，无论面对什么样的挑战，你都要相信自己是与生俱来的"冠军"，你有着生命的力量，有着无尽的可能。因此，即便从这个意义上说，生命都是宝贵的，也都是值得宠爱与珍惜的。

下面我们来一起读读这些关于新生命孕育的美句：

> 生命的诞生是一个奇迹，生命的存在是一个神迹。
> 只有孕育新的生命才有生存的价值。
> 用所有的血与肉与骨与肢体的纤维，感受生命的厚重。
> 新生命的来临是种子破土的美丽，是心灵交合的梦想。
> 生命中最大的快乐就是看到一个有自己基因的生命诞生。
> 分娩的时候就是用自己的生命在换取另一个新生命。
> 孕育的新生命，他的存在意味着一个新生命开始人生历程的起点。
> 我一点不敢放手，这将孕育着一个比自己更珍贵的生命的

种子。

我们敬仰孕育，我们赞美生命，我们珍惜生命，我们更感谢孕育了生命的生命！

生命从诞生之日就一路狂奔，奔向未知，奋力向前！

生命犹如单行道，走过去，没有回头的机会。人的生命是个过程，其历程可分为八个阶段：

婴儿期（0—2岁），基本信任和不信任的心理冲突的时期。

儿童期（2—4岁），自主与害羞和怀疑的冲突时期。这时候父母与子女的冲突很激烈，也是人生的第一个反抗期。

学龄初期（4—7岁），主动对内疚的冲突时期。在这一时期，如果幼儿表现出的主动探究行为受到鼓励，幼儿就会形成主动性，这为他将来成为一个有责任感、有创造力的人奠定了基础。

学龄期（7—12岁），勤奋对自卑的冲突时期。当儿童的勤奋感大于自卑感时，他们就会获得有"能力"的品质。

青春期（12—18岁），自我同一性和角色混乱的冲突时期。青少年期的主要任务是建立一个新的同一感，确立自己在别人眼中的形象，以及自己在社会集体中所占的情感位置。这一阶段的危机是角色混乱。

成年早期（18—25岁），亲密对孤独的冲突时期。只有具有牢固的自我同一性的青年人，才敢于冒与他人发生亲密关系的风险。

成年期（25—50岁），生育对自我专注的冲突时期。当一个人顺利地度过了自我同一性时期后，他将在以后的岁月中过上幸福充实的生活，生儿育女，关心后代的繁殖和养育。在这一时期，人们不仅要生育孩子，而且要承担社会工作，这是一个人对下一代的关心和创造力最旺盛的时期，人们将获得关心和创造力的品质。

成熟期（50岁以上），自我调整与绝望期的冲突时期。由于衰老过程，老人的体力、心智和健康每况愈下，对此人们必须作出相应的调整和适应。

出身，是唯一完全不受人类自我意志影响的选择，谁也没有办法选择自己的出身和自己的父母。分娩和第一声啼哭是我们身体延展的第一步，也是人被赋予社会属性的神圣一刻。呱呱坠地的婴孩总是以号啕大哭宣布自己的降临，但无法抗拒生命发展的自然规律，因为死亡终将是一场必然会到来的仪式，也是人生不可避免的归宿。向死而生是一场注定的旅程，但是，生命更是一个过程，同样的向死而生，每个人留下的生命轨迹是完全不同的，这就呈现了完全不同的人生。

二、尊重和敬畏

寻常生活中，我们拥有着似乎平凡的每一天，仿佛觉得这是一件再自然不过的事情。我们常常以为，生活是可以预期的，我们能够掌控生活。比如，放寒假前，学生可能对假期有着各种计划：探望好朋友，与亲人团聚；实施自己学涯、生涯中的一部分规划；旅游，或补补一个学期的辛苦，多睡点觉，读点书、看些片子等。尽管你也知道世界上存在危险，但你觉得自己是安全的，危险只是偶然，如埃博拉病毒多是在西非大规模传播的，登革热更多发生在菲律宾、泰国，新型冠状病毒 MERS 也是一种出现在中东的病毒。其实这是安全的错觉，全球化的今天，哪里都不是孤岛。人的一生伴随着各种丧失，经历了新冠肺炎疫情后，我们可能对此有了更深的体会——生命是那么坚强却也脆弱，它是那么值得尊重、敬畏与珍视。现实中，我们的生活可能被许多烦恼困扰所淹没，人们常常难以体会到普普通通地去上一天班、上一天学、过一个普普通通的周末是多么可贵。

这里用一个"沉船"游戏，帮助你去体验向死而生的感觉，进而获得更深切的对生命的感悟。

"沉船"游戏环节如下：

先通过角色扮演，呈现出我们生活中的各种情景，甚至可以通过在冥想时的丰富想象，去逼真地体验自己生活中的美好和快乐，当然也可以是一些不开心的经历。

接着，你想象船撞上了冰山，确定你和船上的人无法逃生，几个小时后船就将沉没。救援队员能够找寻到的除了失去生命的乘客，可能还有保存下来的遗书。你的生命进入了倒计时，"死亡"很快就会到来，而自己还有不尽的生活、工作、交往等任务需要完成，还有太多的爱与牵挂。在这种情况下，真切地去体会你有什么样的感受？是镇定的若无其事，还是逃避、否认，沉浸在悔恨、回忆之中？你又会如何去行动呢？所有这些你可以尽情地去想象，这可能是你平时鲜有的思考角度。

再接下来可能"死亡"降临了，于是进入了模拟葬礼的部分。当离死亡的时间越来越近，你与这个世界分离只剩下很少的珍贵的时间，此时也许你不会再有心思去做其他什么事情了，你将用这最后的宝贵时间做什么？运用冥想的方式，将自己带入这种情境，感悟生命，并在心中默默地向世界、向所有和你有过连接的人，尤其是你生命中重要的关系人，去倾诉和道别。

在上述过程结束后，你重新回到现实中，把刚才"沉船"游戏中自己的所感所悟与你身边的人分享，在分享中你可能会对自己如何看待生命有进一步的觉察和领悟。

生命是无比可贵的，活着就是王道。所有的一切都源于生命的存在，这可以说是一种最高形式的存在。在生命面前，人人平等，若没有了生命，一切都无所依附、不复存在。因此，没有人有权利随意去处置生命，在生命面前我们要永葆敬重和敬畏心，只有这样，世界才可能在人们的面前呈现出勃勃的生机，我们才能充分地去体味生命之高贵及生命之美丽。这里不仅仅是指人的生命，其他的动物和植物也一样。在地球上各种生物的彼此依存中，各自都有其自身的位置，保持并促进生命的存在与和谐发展，能使我们走出黑暗与混沌、走向光明的未来。

三、热爱与珍惜

美国著名作家本杰明·富兰克林（Benjamin Franklin）曾说过一句名言："你热爱生命吗？那么别浪费时间，因为时间是组成生命的材料。"

请大家听听下面几个故事。

故事一：《执着与热爱》

有个 15 岁的女孩子，3 岁时突然患上了脑性麻痹症。这种病的症状十分惊人，因为肢体失去平衡感，手足会时常乱动，口里也会经常念叨着模糊不清的词语，模样十分怪异。医生根据她的情况，判定她活不过 6 岁。在常人看来，她已失去了语言表达与正常的生活能力，更别谈什么前途与幸福。但她却坚强地活了下来，靠手中的画笔，抒发着自己的情感；靠顽强的意志和毅力，考上了美国著名的纽约大学，并获得了博士学位。

在一次宣讲会上，台下学生贸然提问："张博士，你从小就长成这个样子，请问你是怎么看你自己的？"会场里的人都暗暗责怪这位学生的不敬，但张博士却没有半点不高兴，她十分坦然地在黑板上写下了这些话：我很可爱；我的腿很长很美；爸爸妈妈很爱我；我会画画，我会写文稿；我有一只可爱的狗。她所写的最后一句则是：我只看我所有的，不看我所没有的。会场里的人在她的字里行间深切感受到了她对生命的执着与热爱！

故事二：《假如给我三天光明》

海伦·凯勒在童年遭受了莫大的不幸，疾病无情地夺走了她的听觉、视觉。身为盲聋人的她不但没有放弃，反而在家庭教师的鼓励支持下自强不息，阅读大量盲文书籍，努力学习知识，最终成了一名作家、教育家。她的著作《假如给我三天光明》被翻译成 140 多种文字出版发行。

人生无法预知未来有多少困难，会经历多少坎坷。人的生命只有一次，生命的可贵在人生的困境中能更深刻地体会到。在充满困境与艰难的人生旅途中，以乐观的心态与永不放弃的精神面对生命中的困难、坎坷和不幸，接受那些无可改变的现实，在自己可以作为的部分去努力，心中的理想之光始终闪亮，这样的人生值得赞叹！

故事三：《小蚂蚁搬家》

小时候，孩子们特别喜欢看小蚂蚁搬家。一只小小的蚂蚁，凭着一份自信、一份执着，用它细如游丝的臂膀，在地下挖掘一大堆泥土，然后来来回回一粒一粒地把泥土搬到空地上。看着这样一个小小的举动，人们为它们锲而不舍的精神由衷地感叹。虽然蚂蚁渺小到一阵风就能把它吹得无影无踪，可它却深深地"懂得"，世界既然有了自己，就该好好珍惜自己，在努力中有滋有味地生活下去。

作家冰心说，不是每道江河都能流入大海，但不流动的一定会成为死湖；不是每一粒种子都能长成参天大树，但不生长的种子一定会成为空壳。珍惜生命，江河就能挟卷滚滚沙石，快乐勇敢地奔流，投进大海温馨博大的怀抱；珍惜生命，种子就会从地下破土而出，长成一棵参天大树。生命历程肯定不会一帆风顺，人不可能永远生活在灿烂的阳光底下，乌云密布、狂风骤雨都有可能。当遭遇困境时，有的人从自身狭隘的视角看去，以为没有路可以走了，于是选择用放弃生命的方式帮助自己摆脱困境带来的痛苦，如此宝贵的生命就这样被漠视、被放弃，与此同时，也把自己未来所有的、不尽的可能放弃了，这是多么令人扼腕的事情啊！

人生好比一个漫长的旅程，对于每个人来说，从拥有生命的那一刻起，就要珍惜生命中的每一瞬间，只有珍惜生命的美丽，才会懂得生命的意义，感受到生命的美好。

四、生命的意义与价值

每个人在一生中都要思考诸如"为何活着"的问题，这就是人对于生命意义发自内心的追问，也是人对生命价值的一种诉求。

下面咱们做个微型小调研：

人为什么活着？（可多选）
□梦想　□学习　□美景　□帮助他人
□权利　□美食　□爱　　□金钱　□其他
如果你选择"其他"，那你想想，你的这个"其他"是什么？

关于生命意义的诠释，我们见过很多的描述，有乐观的、悲观的、诗性的、理性的、中性的等，例如：

诺贝尔说："生命，那是自然付给人类去雕琢的宝石。"

桑德堡说："人的生命吗，犹如风前的一支蜡烛。"

泰戈尔说："聪明的人警告我说，生命只是一颗荷叶上的露珠。"

帕斯卡尔说："人不过是一只会思想的芦苇。"

蒙田说："生命本无好坏，是好是坏全在你自己。"

弗洛姆说："生命本身并无任何意义存在；除非人类利用自己的力量去赋予生命以意义。"

黑塞说："生命究竟有没有意义并不是我的责任，唯有怎样安排这一生才是我的责任。"

生命究竟承载了怎样的意义与价值？对于生命的意义与价值这一个问题，因为每一个人的经历不一样，受到的教育不一样，思考的深浅也不一样，所以领悟也不相同。追寻生命的意义与价值最好的方法就是好好地去感受自己的生命，用自己的方式去追寻它，用自己特殊的机遇去完成自己特殊的使命，通过个人的经历，慢慢地去感受、去探索、去发现。

下面我们来做两个自我体验的活动。

人的生命时间有限，所以要尽可能把握机会，去感知生命历程中的一切，如生命中的每一次情绪波动——感动、喜悦、悲伤等；生命中的每一个动作——学习、运动、游玩等；生命中每一个重大事件——升级升学、成家立业、事业发展、变动等，留下生命的痕迹，汇编成一份个人的生命记忆，并从这个轨迹中去思考、探寻自己存在于这个世界的价值、意义。

体验活动一：悦纳自己

先选择一种你认为最舒服的状态坐下来，两腿微微分开，让自己的坐姿处于放松状态，并深呼吸（腹式呼吸），闭上双眼。

然后用左手拍拍自己的右肩，轻轻地说"我爱我自己"，再用右手拍拍自己的左肩，轻轻地说"我会做得更好"。然后双手一齐拍双肩，同时大声地说："这就是我，拥有自信，有力量，我要好好地爱自己。"

做完这些后，睁开双眼，全身放松，感受自己当下的感觉。

体验活动二：故事《特殊的礼物》

有句谚语说，当你的一扇门被关闭的时候，你的另外一扇窗可能被打开。生活中确有这样的情形，我们来听一个《四根手指的音乐家》的故事吧。

会弹琴的人一定知道，两手和弦必须十根手指头才能弹出好的乐章，但喜芽不同于正常人，她是一位残障人士，她只有四根手指，要弹奏钢琴甚至成为钢琴家，她得比别人多付出几百倍的努力。喜芽其实也是平凡人，曾经也因为爸爸意外去世而放弃弹琴的梦想，消沉了好一段时间。但在妈妈的陪伴和无怨无悔的付出下，在身边亲朋好友的鼓励支持下，喜芽走出了伤痛。钢琴让她忘记了痛苦，她在琴声中重新找到了快乐和满足。后来，喜芽经过重重困难到加拿大学琴，选择追求梦想的喜芽学成归国后，成了家喻户晓的钢琴家。

听了这个故事你有什么想法吗？请你看看自己伸出的双手。人的手指有长有短，有胖有瘦，其实生活也是如此，不可能十全十美。假如有一天，因为某种原因，你的那扇门被关上了，那么请记住，你一定会拥有打开着的另外一扇窗。要知道，缺陷是老天爷送给我们的一份特殊礼物，只有懂得如何打开这份礼物的人，才有可能看到它的可贵之处。

生命因爱的萌动而延续，因爱的质朴而升华，在这萌动与升华之中，生命的意义质朴地彰显着。记得丰子恺先生在《缘缘堂随笔》中，曾记述了这样一个感人的故事：

从前，一个猎人上山打猎，远远看见一只母熊蹲坐在涧水边，他对准其要害发出一枪，大熊危坐不动；他连发数枪，均中要害，而大熊依然危坐。猎人走近观察，发现大熊双眼已闭，血从颈中流出，确已命中，可是它的前脚依然紧紧抱住一块巨石。猎人再走近去细看，才看见石下的涧水边，有三只小熊正在饮水。猎人感慨敬服：倘若大熊倒下，巨石落下，势必压死那些可爱的生命。

是质朴的爱，让母熊在承受巨大痛苦时仍然死死抱住巨石。面对痛苦和死亡，用爱支撑的母熊顽强地奉献给孩子最后的礼物，同时母熊也用爱展现了一个母亲生命的意义与震撼。

著名作家巴金也曾说过："我的一生始终保持着这样一个信念，生命的意义在于付出，在于给予；而不是接受，也不是在于争取。"人活着就要活得有意义，要从身边的小事做起，给予他人关爱，为集体付出，让短暂的生命更加精彩！

生命最初降临这个世界，可能难以去探寻其意义，但是生存在世界上并由各种不同的经历构成的人生，是人们所做的各种负责任的选择，人生意义的体现就在于此。我们回想一下 2019 年底开始的新冠肺炎疫情，许多人可能是有生以来第一次体会到什么叫"隔离"；人们记住了钟南山院士，他告诉大家不要去武汉，自己却以最快的速度奔赴"战场"；人们记住了金银潭医院最前线的医护人员，他们摘下口罩后满脸的勒痕令人心疼；人们记住了顺丰小哥汪勇，在病毒面前，他成了医护人员的"生命摆渡人"；人们还记住了夕阳西下时，上海援助武汉的年轻医生推着病床上的老人，伫立在夕阳下……这些英雄也是普通人，他们的责任与担当让人们看到了人性的光芒与高贵，他们让人们懂得了生命的意义和价值。

讨论到这里，我们暂时停一下，思考一下这个问题：自己当下拥有什么？

心理学家卡尔·古斯塔夫·荣格（Carl Gustav Jung）说："向外看的人，是梦中人；向内看的人，是清醒者。"人要有意识地"向内看"，关注自己拥有什么。作为一个生命个体，随着时间的推移，人逐渐长大，生活阅历也不断丰富，自己决定和处理事件的方式也日渐成熟，逐步形成个人的独特之处，由此必须为自己所做的一切决定、行事所产生的一切影响，承担相应的责任。

人是要有一点精神的。人不同于一般的动物，人有对意义的追求，人有精神上的需要、向往。物质的享有很正常，但如果一味地去追寻它，人性就得不到很好的张扬，唯独人才有的精神上的满足就无法体味，由精神向物质的巨大转化也无法形成。身为人，不枉为人，我们得有精神方面的向往，得有对高尚境界的追求。简言之，人总得要有一点精神。人不必偏执，但需要执着地追寻；人不必理想主义，但依然要去追求理想；人不必莽撞，但依然要超越自己；人不必毫无保留，但依然需要直率真诚。因为，生活中那么多美好的人、美好的事，让我们感动，让我们信任，让我们愿意付出。

当人的自我价值感很强的时候，人会表现出自我完善的欲望，开始出现一种崇高的生命追求。《感动中国》2020 年度人物中，有一位叫张桂梅的女性。张桂梅，1957 年出生，现任云南丽江华坪女子高级中学校长。2000 年，在云南儿童之家工作的张桂梅看到了很多农村贫困家庭的不幸，她希望创办一所免费女子高中，彻底解决山区贫困问题。2007 年，张桂梅成为党的十七大代表，她向公众讲述了自己的梦想，引起了社会广泛关注。2008 年，华坪女子高级中学成立，这是全国唯一一所免费女子高中，专门供贫困家庭的女孩读书。建校十几年来，已有千余名大山里的女孩从这里走进大学完成学业，在各行各业发光发热。华坪女高佳绩频出之时，张桂梅的身体却每况愈下，患上了十余种疾病。张桂梅说："当听到学生大学毕业后能为社会作贡献时，我觉得值了。她们过得比我好，比我幸福，就足够了，这是对我最大的安慰。"《感动中国》2020 年度人物颁奖词这样赞誉张桂梅："烂漫的山花中，我们发现你。自然击你以风雪，你报之以歌唱。命运置你于危崖，你馈人间以芬芳。不惧碾作尘，无意苦争春，以怒放的生命，向世界表达倔强。你是崖畔的桂，雪中的梅。"

雷锋全心全意为人民服务；"两弹一星"元勋们为共和国的科技、军事领域的独立自主和航天科技作出卓越贡献；叶欣在抗击非典的战场上献出宝贵的生命；袁隆平研究杂交水稻，创造人类粮食生产的历史高度；屠呦呦研制出抗疟新药——青蒿素，成为首获科学类诺贝尔奖的中国人……我们身边有这么多用行动诠释了生命精彩的榜样，他们的眼睛里总是闪烁着耀眼的光芒，流露着真诚的热爱。寻求人生答案的过程中，人视野开阔了，洞见了许多重要的事情，也更加意识到了生命的价值和无上的意义。

小草把绿色献给春天，使它的生命变得精彩；清泉把它的甘醇流淌入干渴者的心田，使它的生命变得精彩；红日把它的温暖传递到严寒的隆冬，使它的生命变得精彩。梵高把一生融入了向日葵，把艺术的精华留给了人类，他的生命是精彩的；贝多芬把一生奉献给了音乐，用生命之曲唤醒人类，他的生命也是精彩的；马克思把一生奉献给了共产主义事业，他的生命也是精彩的……我们大多的凡人，与伟人似乎有着难以企及的高度，但是每个生命都可以活出自己的价值意义来——你让自己的内心变得美好，你让这种美好影响身边的人而成为美好的氛围；你善待自己、善待他人；你对自己的本职工作尽心尽力，也接受自己的限制和别人的限制；你的存在让人们看到各色的生命都有自己的精彩，这就是价值，这就是意义。花开不是为了凋谢，而是为了结果，结果也不是为了终结，而是为了再生。生命是独特的，生命的意义也是具体的，生命自产生起就是为了精彩而存在，需要自己发现和创造。

最后，我们一起做一个冥想训练：我的生命之树。

闭上眼睛冥想，想想如果用一棵树代表自己的生命，这棵树会是什么样子？请停留一段时间。

请在纸上画出你的生命之树，不需要画得很完美，只需要符合你心里的样子就可以了。然后再写下你对这两个问题的回应：我身上有哪些痕迹？我留下了／想要留下什么痕迹？

"人生天地之间，若白驹之过隙，忽然而已。"我们每个人都无法抗拒生命发展的自然规律，死亡是人生不可避免的归宿，它让我们感激生命的获得，挖掘自身的生命力量。每个活着的人，更多追求的应当是生命的宽度，因为生命的长度在很大意义上不一定由你把握，而生命的面积可能就由宽度去决定了。请为自己负责，为家人负责，为社会负责，带着奉献精神，心里装着自己、别人和社会，尽力多做有益的事，细思生命的意义，绽放生命的精彩，燃烧生命的辉煌，增强生命的韧性，绘制生命的痕迹！

◼◼ 拓展阅读

1. 阿尔弗雷德·阿德勒.自卑与超越［M］.曹晚红，译.北京：中国友谊出版公司，2017.

2. 阿尔贝特·施韦泽.敬畏生命［M］.陈泽环，译.上海：上海人民出版社，2017.

3. 维克多·E.弗兰克尔.追寻生命的意义［M］.何忠强，杨凤池，译.北京：新华出版社，2003.

4. 张德芬. 遇见未知的自己 [M]. 长沙：湖南文艺出版社，2011.

5. 马丁·塞利格曼. 认识自己，接纳自己 [M]. 任俊，译. 沈阳：万卷出版公司，2010.

6. 洛特里·兹维格曼，萨沙弗拉斯·迪布恩. 生命的奇迹 [M]. 孟永文，译. 成都：四川人民出版社，2021.

7. 谢普. 生命的价值和意义 [M]. 沈阳：辽海出版社，2011.

（上海市浦东新区航城实验小学　刘月英）

图书在版编目(CIP)数据

心理老师开讲啦/上海浦东新区心理名师(张海燕)
工作室著. —上海:学林出版社,2022
ISBN 978 - 7 - 5486 - 1871 - 3

Ⅰ. ①心… Ⅱ. ①上… Ⅲ. ①心理健康-健康教育
Ⅳ. ①R395.6

中国版本图书馆 CIP 数据核字(2022)第 192442 号

责任编辑 王 慧
封面设计 谢定莹

心理老师开讲啦

上海浦东新区心理名师(张海燕)工作室 著

出　　版　学林出版社
　　　　　　(201101　上海市闵行区号景路 159 弄 C 座)
发　　行　上海人民出版社发行中心
　　　　　　(201101　上海市闵行区号景路 159 弄 C 座)
印　　刷　上海商务联西印刷有限公司
开　　本　720×1000　1/16
印　　张　15.5
字　　数　21 万
版　　次　2023 年 1 月第 1 版
印　　次　2023 年 1 月第 1 次印刷
ISBN 978 - 7 - 5486 - 1871 - 3/B・66
定　　价　68.00 元

(如发生印刷、装订质量问题,读者可向工厂调换)